希塔療癒
找到你的
靈魂伴侶

維安娜・斯蒂博 Vianna Stibal — 著
安老師（陳育齡）— 譯

Finding Your

Soul Mate

with

Theta Healing®

目錄

練習清單

【譯者序】

你的靈魂伴侶正在等你——用希塔療癒吸引契合的伴侶

θ

你曾經有過遇見眞愛的時刻嗎？你知道那是什麼樣的感受嗎？

不管你是單身、正在尋找伴侶，或是處於戀愛期希望感情升級，甚至已經走入婚姻，都很適合翻開這本書，讓它成爲你的工具或是心靈嚮導。讓本書協助你去理解什麼才是屬於自己心靈契合的伴侶，幫助你做出選擇！我們來到地球，除了肉身的體驗，也要學會在地球上開創你想要的愛，同時去精通愛！書中也會細分靈魂伴侶到底有哪些類型，幫助你更好分辨、理解人生遇到的各個對象。

作者維安娜有著古老的靈魂，她的幽默和智慧引領著我們，讓你能夠去打造自己眞正想要的愛情、婚姻，或任何關於愛的事物。這讓我想起維安娜老師曾經分享過一段故事，深深觸動我的心——有一對夫妻來找她上課，他們已經分房睡了許多年，做了大量的挖掘後才了解，彼此就是對方的靈魂伴侶，發現眞愛原來就在身邊！他們藉由希塔療癒去清理限制，進而重新遇見彼此，所以書中也會說明這些限制性的信念對我們的影響有多大、我們要如何找到這些限制進而去轉換。

感謝蘇菲老師幫忙修稿、對稿，還有協助翻譯。感謝我的母親，讓我學習到什麼是愛。還有我的家人、靈魂家人、學生和個案們。也感謝維安娜老師跟希塔療癒讓我的人生圓滿、幸福，可以專注在服務人群。

要有伴侶，必須先從愛自己開始。你準備好了解到底什麼是愛嗎？想要知道擁有眞愛是什麼感覺嗎？你肯定不能錯過這本書！

序言

這本書是爲靈性層面擁有浪漫情懷，且尚未失去信心的人所設計。所謂的「尚未失去信心」，意指這樣的讀者仍相信，會有和自己的想法契合、彷彿同時仰望著天空的對象，存在這世上的某個角落，有機會在我們心中佔有特別的一席之地。這樣的對象在本質上，能和我們共享對神性的熱忱。無論是創造或重現一段關係，都會是一種滲透靈魂的深度連結。這樣的連結強度猶如重生，讓雙方感受到或許對方就是來讓自己感到合一、圓滿的另一半。簡而言之，這本書適合想要尋找靈魂伴侶的人閱讀。

對我而言，想擁有靈魂伴侶的念頭來自我們人類靈魂固有的神祕、浪漫特質。想和能夠以神性角度了解我們的對象在一起、相信兩人的緣分和命運是因爲更高深的使命所促成，以便實現某種神聖計畫，這些都是很自然的想法。

當我們渴望靈魂伴侶時，實際上是在追求一種古老的需求——成為神聖的伴侶，透過這種結合，在超越物質層面上為世界注入新的生命。

從這樣的脈絡可見，找尋靈魂伴侶其實別具深意。靈魂伴侶結合的意義，在於創造不同凡響的能量。有些人稱此能量為「賢者之石」（philosopher's stone），也是威爾斯人口中的「Awen」——意思是我們內心深處所擁有的熱情都在等待著兩個契合靈魂的重逢，來將這股熱情化為神聖靈感。這份靈感就會由內而外流動，滲透至與我們的存在有關的所有層面。

兩個靈魂結合後，會產生猶如將鵝卵石擲入平靜水面的漣漪效應。而往外拓展的一波波漣漪，形同兩人一起走上的宏大神聖時機。這樣的神聖時機會作用在許多層次。首先，兩個靈魂的結合會促進這兩個永恆靈魂的進化。再者，最重要的是，這是宇宙的設計巧思，目的是藉由這對靈魂來啟發他人，幫助他人在靈性面有所成長。也因此創造了以光構成的能量——為這世界帶來了點燃光明的另一盞燭光。

很多人投生來這世上，雖然知道被愛應該是什麼樣的感覺，卻不清楚該如何以最高善的方式來實現這樣的想望。爲了能實現心之所望，讓自己能夠與另一半自在相處，我們必須先夠愛自己，再放手一搏。其實這沒有看起來的容易。因爲全心全意地愛一個人需要很大的勇氣。很多人本能地知道，對另一個人產生如此強烈、徹底投入的感情是有風險的。很多人純粹因爲恐懼而避免這樣的親密關係。有些人甚至會逃避到完全不相信有這種感情關係的程度。

我確實曾經放棄追尋眞愛，即使宇宙不斷告訴我天命眞女即將到來，我還是不相信。我甚至想過要出家，遁入苦行。但是在一九九七年四月一日（我的三十七歲生日）、海爾博普彗星通過近日點的這天，我清楚感受到空氣中瀰漫著轉變的氛圍。就很像你在風和日麗的日子，感覺得出這是某種暴風雨來臨前的寧靜跡象。我的人生暴風雨始於八月，形同風雨的維安娜席捲而來，我們一吻定情，一起看見了希塔療癒的未來。同年秋季，我們墜入愛河，兩人的命運交織融合，隨著祈禱之翼飛翔。

我相信維安娜和我之間，就是靈魂伴侶相互吸引的感情，一切始於那個初吻，這樣的感情火花仍延續至今日。這本書不僅獻給我們的愛情故事，也獻給世上所有浪漫之人。歡迎大家跟著維安娜，踏上找回真愛信念的旅程。

蓋伊．斯蒂博

（Guy Stibal）

前言

這本書的撰寫靈感，來自我與先生蓋伊．斯蒂博之間的眞實愛情故事。其實故事早在我眞正遇見蓋伊的十年前就開始了，因爲我不斷看見「來自蒙大拿州的男子」的預知畫面。當時我很清楚，人生好像少了刻骨銘心的偉大愛情，但又知道我其實曾感受過，而且我能夠再次擁有。我清楚這樣的愛所帶來的熱情深度，超越我身爲人類的理解力。我甚至能感受到，一旦我認識了預知畫面裡的男子，我們的心絕對認得出對方。

看見這些預知畫面其實讓我有罪惡感，因爲當時我還在上一段關係裡，但是這些預知畫面卻揮之不去。這些畫面持續了很多年，在我開始做解讀和逐步學會如何顯化時，出現頻率達到高峰。我當時學到一個很重要的體悟：如果你不追隨夢想，就等於允許其他人主導你的人生。我在學會顯化自己想要的事物前，都在遵從別人對我的要求過生活。

在認識蓋伊之前，我在感情關係裡都不知道該怎麼讓自己被愛。我想原因在於我不愛我自己。過往的幾段感情關係無法修成正果，是因爲合不來的問題，我不僅長了足夠的智慧離開他們，還有加上我的信念，那就是我得離開他們才能找到來自蒙大拿的眞命天子。

所以，我終於到了能夠找到自我價值的地步，而且顯化了我想要的對象。我終於找到了能夠共度一生的伴侶。我和蓋伊在一起的時候，我眞的能預見自己和他坐在搖椅上白頭偕老。彷彿缺角的人生拼圖終於拼湊完成而圓滿了。事實上，我們還一起寫了《隨著祈禱之翼飛翔》這本書。

我所做的解讀和諮詢服務幫助我顯化了靈魂伴侶。透過這些諮詢經驗，我發現很多人也在尋找靈魂伴侶。其實，最常見的感情相關問題就是：「我有辦法找到我的靈魂伴侶嗎？」

我是直到和蓋伊在一起後才開始省思，該如何幫助大家擁有找到特別伴侶的力量。我先從鼓勵大家顯化出與自己最契合的靈魂伴侶做起。然後，我決定將我們的愛情故事納入書中篇幅，幫助大家理解找到靈魂伴侶是有可能的。

隨著時間過去，我看得出來顯化技巧對某些人有用，卻非人人見效。在我做了更多的解讀、遇到上千種不同情境後，我明顯觀察到一些常見的行爲模式。當我將希塔療癒拓展得更深層、開發出信念工作後，我發現有許多負面信念系統都與感情關係和愛有關。最常見的此類信念之一，就是「我不可能找到契合的靈魂伴侶」。

透過本書，大家能夠得知如何改變上述信念、找到靈魂伴侶，以及和靈魂伴侶開心共創感情關係的方法。

運用本書的方法

本書需搭配我第一本著作《希塔療癒：世界最強的能量療法》和第二本著作《進階希塔療癒：加速連結萬有，徹底改變你的生命》一起閱讀。我在《希塔療癒：世界最強的能量療法》中，針對希塔療癒的解讀、療癒、信念工作、感覺下載工作、挖掘工作和基因處理，一步一步地講解程序，並為剛接觸的新手簡介了各存有界與補充知識。而《進階希塔療癒：加速連結萬有，徹底改變你的生命》則深入引導信念工作、感覺下載工作和挖掘工作的面向，同時因應各存有界以及我認為很重要的靈魂進程信念，來提供進一步的見解。但沒有含括《希塔療癒：世界最強的能量療法》裡的步驟式說明。請務必先了解上述施作程序，才有辦法完全運用本書。不過，我在第一章仍有簡短描述這些步驟。

這些技巧是冥想的過程，我相信可以運用希塔腦波來達到生理、心理和靈性方面的療癒效果。當我們處在純淨神聖的希塔心識狀態，就能透過專注的祝禱方式來和一切萬有的造物主連結。造物主已經給出引人入勝的知識，就等著大家來吸收。這樣的療法知識已經改變了我和好多人的人生。

不過，在運用此療法之前，有一個絕對要做到的前提：就是你必須對造物主、上帝、一切萬有造物主或看你習慣稱之的名號，有一個核心價值的認同感（希塔療癒無關宗教信仰，我意識到「造物主」其實有很多名稱，包括神、佛陀、涅槃、阿拉、濕婆神/上帝、女神、耶穌、源頭，以及從雅威演變而來的耶和華）。然後，只要在學習和練習之後，相信萬有能量本質其實流淌於萬物之間的任何人，都能操作這套療法！希塔療癒的施作程序沒有針對特定的年齡層、性別、種族、膚色或教義。只要是全然相信造物主的任何人，都能運用希塔療癒如大樹般拓展分支的各項技術。

儘管我與大家分享這樣的資訊，但運用後如產生任何轉變，責任不會在我身上，而是在你身上。因爲你會意識到，當你擁有改變自己人生與他人人生的力量時，你就已經承擔這樣的責任。

我想試著教導大家，與愛、感情關係有關且實際的靈性指引，尤其是伴侶的部分。你或許在尋覓神聖的愛情；或許從未談過戀愛，想要找到特別的另一半；或許感到寂寞。這世上有許多寂寞的人，我希望這本書能幫助他們找到對象。書裡的內容不僅會提供如何找到靈魂伴侶的指引，也會告訴大家如何維繫關係。如果你已經找到了靈魂伴侶，此書還能增進你們之間的感情。

在你運用這本指南之前，還有一個很重要的須知。這本書旨於給予約會與婚姻方面的指引，而非指使大家和伴侶分手或離開現有關係。「感情破壞王」並不是我們設計此書的初衷。請大家別將希塔療癒做為自己想離開伴侶、老婆或老公的藉口。況且，事情很難說，人是會改變的。也許剝開了潛藏深處、陳舊且過時的信念底下，他們很可能就是與你契合、甚至是神聖的靈魂伴侶。

我認爲從一九九八年開始，靈魂伴侶找到彼此的比例超越史上任何一個時代。我相信這是因爲地球的電磁能量場產生變化，加上我們大家都在經歷靈性進化的過程。我們開始走進了夠愛自己的年代，覺得自己值得擁有契合或神聖的靈魂伴侶。我希望大家都能找到這樣的靈魂伴侶。

【第一部】

靈魂伴侶的原則

1
愛與希塔療癒的技巧

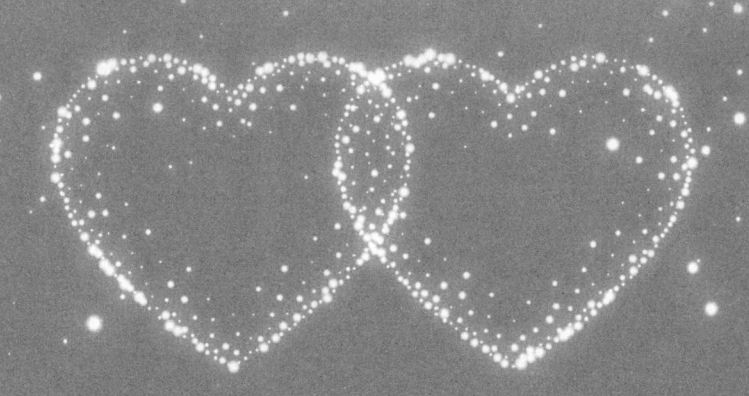

θ

我認爲每個人都有命中注定的那位特別對象在等著，只要張開雙眼觀察周遭的世界，就能找到他/她，而希塔療癒能帶來以下的輔助方式。

快速回顧希塔療癒技巧

大家將透過本書，運用讓自己進入希塔腦波狀態的技巧。爲了便於理解，我會擷取頭兩本著作中提到的方法，在此摘要提醒大家。重要的是，你至少要對希塔療癒如大樹般拓展的分支資訊有個概括了解。

希塔腦波

我們的言行均受到腦波頻率的調節。腦波共有五種，分別是阿爾法波（alpha）、貝塔波（beta）、達爾塔波（delta）、珈瑪波（gamma）和希塔波（theta）。

希塔腦波屬於非常深層的休息狀態，我們做夢的時候亦處於此狀態。而且希塔腦波能激發我們的創意和靈感，因此可歸類爲極具靈性感知的一種腦波。我認爲希塔狀態能讓我們存取潛意識，打開與神性對話的直接管道。我亦相信，只要說出「造物主」，我們就已經處於希塔腦波意識。

在這樣的希塔狀態下，我們可以將意識送往超越肉身的第七界，來連結存在於宇宙萬物裡的「一切萬有」能量。已有研究顯示，療癒師和被療癒的人，腦波都會同時瞬降到希塔—達爾塔波的頻率。這或許可以解釋爲什麼有些療癒師會有靈視的經驗。

而我們可透過以下的冥想方式來連結一切萬有能量。此心靈「路徑」能敞開你的心識（mind），讓你的意識觸及第七界，刺激大腦的神經元來連結此造物能量。你將踏上向內找尋神性自我的旅程，同時向外延伸至宇宙意識。

練習1

上七路徑

請將意念集中在心輪，並觀想這股意念能量往下連結至地球核心。想像能量再從地球核心返回，往上通過你的腳底，一路向上通往你的頭頂，形成美麗的光球。你就在這顆光球裡，花點時間感受一下光球是什麼顏色。

現在，想像在光球的你往上升到宇宙。

想像你不斷往宇宙裡的美麗耀眼光芒飛去。

想像你不斷穿越一道又一道、為數眾多的璀璨光芒，在光與光之間有一點微弱的暗光，但這只是一層通往下一道光的過渡，所以請繼續前行。這個過程就是在通過各存有界。

最後，你會看見一道奪目的亮光，請穿越這道光，接下來你會進入到偏暗、充滿七彩果凍物質的能量場。你在此空間時，還能看見果凍物質在變換顏色，有各種形狀和顏色存在於此，祂們就是治理宇宙的法則。

你會看到不遠處有一道白色光芒，隱約散發著彩虹般的閃爍色澤。白中帶藍，好比珍珠的光澤。請前行至那道光，避免被深藍光吸引而分心，因為那是磁力法則。磁力法則會和你說話，雖然你們會聊得很開心，但有可能會花上數小時的時間。如果你想和祂聊天，可以等到進入第七界再找祂聊。

θ

你越接近白光的時候，會看見粉紅色的薄霧。如果還沒看見，請繼續前行直到看見這層代表「慈悲法則」的薄霧，慈悲法則會將你推往你要抵達的特別能量場。

這個特別的能量場就是第七界，這裡只有能量，沒有任何的人事物。如果你有看到人物，請讓意識繼續前行。

抵達一切萬有造物主所在的第七界後，我們能在這裡進行即時療癒，為自己人生的各種面向創造可能性。

練習冥想的上七路徑，找到一切萬有能量的最純淨本質。此路徑能爲你解鎖心識的大門，協助你連結一切萬有。

解讀技巧

現在大家擁有冥想技巧的概念後，我們就來統整遙視的步驟，也就是我所謂的「解讀技巧」。

解讀技巧的架構很簡單，方法如下：

練習2

做解讀的冥想路徑

1. 將意念集中在心輪，將這股意念能量往下傳送給大地之母。
2. 再將大地之母的能量往上帶回，穿過你的全身，幫助你逐一綻放、調頻如同能量中心的所有脈輪。

θ

3. 當這股能量往上升到你的頂輪時，會形成美麗的光球，想像你在光球裡前往宇宙。

4. 接下來的步驟，和前文所述的一切萬有能量路徑一樣，請依序穿過所有存有界。

5. 最後請讓意識連結第七界與一切萬有造物主。

6. 請在心裡默念以下指令與請求（下指令的用意，是在讓你的潛意識理解這個步驟；表達請求的用意在於向造物主傾訴），來見證解讀內容：

「一切萬有的造物主，我下指令，請讓我幫『人名』做解讀。」

7. 請進入此人的能量場，見證這場解讀所需的任何形式訊息。

8. 完成後，請以第七界能量來沖淨全身能量，並與第七界保持連結。

當你懂得施作此解讀冥想技巧，即可準備進行信念工作。信念工作之所以重要，在於幫助你探索自己的感情關係和尋覓人生伴侶的相關信念。而要了解你是否做好擁有靈魂伴侶的準備，最佳方法之一，就是運用希塔療癒的信念工作與感覺下載工作。

信念工作與感覺下載工作

信念工作能讓我們找出自己對感情關係的眞正感受，而同等重要的是，幫助我們了解對自己的觀感。如果我們能自在認同自己，就能懂得自處，其他人也能和我們共處。然而，如果我們的內在狀態飄忽不定，那麼這種狀態就會顯化在被我們吸引的人身上。也就是說，這些對象會同時具備與我們相同的負面與正面特質。

我們通常不會覺察到這個過程，甚至不一定覺察得到自己的信念。假如我們能夠擁有恰當的心理學與靈性工具，那麼過去曾在感情關係裡跌撞的許多人，其實是有辦法避得開此情境。

我們的心之所向常會產生許多有衝突的信念系統。例如某人想要徹底過著獨立生活，卻又同時希望能有靈魂伴侶來共度人生。這兩種信念系統明顯互斥。

我做解讀服務的時候，常聽女性個案跟我說：「世上只剩下爛男人。」所以，她們只遇得到爛男人。來諮詢的男性個案也有相同說法，例如「世上只有會利用男人的女人」。正因爲這樣的信念，他們的潛意識相信他們要的是有這些特質的人，因此只認識得到這樣的對象。

我們可以從心理層面的視角輕易詮釋與理解何謂「信念工作」。此技巧猶如打開進入潛意識的大門，讓我們在潛意識的狀態下創造改變。我從處理個案信念的經驗裡，觀察到人的潛意識周圍似乎包覆了一層保護泡泡——至少有些人是這樣。這層保護泡泡的存在用意，在於讓存放潛意識的「大腦硬碟」將我們與痛苦隔絕，或者隔絕潛意識認爲會讓我們感到痛苦的人事物。這個現象就是希塔療癒所謂的「信念編程」，也是我們想試著改變的部分。

信念編程

我們的大腦就像一部生物超級電腦，能評估接收到的資訊並做出回應。我們對某項經歷會做出什麼樣的回應，取決於潛意識接收與詮釋此經歷資訊的方式。當心識將某信念信以爲眞，我認爲就會形成「信念編程」。

信念編程對我們有利也有弊，端看信念內容而定，還有我們對信念的反應方式。舉例來說，很多人帶著「我無法成功」的隱性信念編程活了大半輩子。即使他們功成名就多年，也可能因爲這樣的信念編程而頓失一切。他們沒有意識到自己正在傷害自己，繼續循環這個過程。他們不懂自己的潛意識裡其實有許多深藏內心的信念編程載浮載沉，伺機顯現於外在世界。

信念工作能讓我們有能力移除此類負面信念編程，替換爲正面的信念。這是因爲我們意識到，可以透過宇宙最強大的力量——「亞原子粒子能量」來創造出改變。

在我們的一生中，隨著我們學習和成長，很多人還是會覺得「改變」與「成長」不是件易事。我們小時候經歷的各種改變事件，都可能會讓我們留下「改變會帶來痛苦，甚至有危險」的印象。例如，換學校也許會造成創傷。如果父母離婚或有親友離世，我們的潛意識周圍就會開始形成保護泡泡，將我們與痛苦隔絕。隨著長大、變老，西方人的價值觀大多認爲「改變」與「成長」是一個痛苦的歷程。當我們失業或轉換工作跑道、失戀或體態衰老，我們對「改變」的看法也會逐漸變得比較負面。因此，即使我們想試著做出正面改變，也會被視爲是痛苦的，而保護泡泡就會持續存在。年紀越大，就會越難做出可能會讓我們感到痛苦的改變，這層保護泡泡也會越變越厚。

而信念工作能穿透潛意識的層層保護泡泡，在無需創造或重現痛苦的情況下產生改變。

信念層

我們認爲，信念編程存在於四種信念層：

1. **核心信念層：**核心信念意指我們在這一世裡，從小被教導或認定的觀念，進而成爲我們的一部分。而核心層信念會以能量狀態保存在大腦的前額葉。

2. **遺傳層：**意指我們的祖先代代相傳，或加諸到我們這一世基因的信念編程。這些信念會以能量的形式儲存在我們人體DNA周圍的型態形成場（morphogenetic field）。此知識場域會告訴DNA該如何運作自身功能。

3. **歷史層：**歷史層信念意指我們帶到這一世的前世記憶、深層的遺傳記憶或集體意識的經歷。此類信念保存在我們的氣場中。

4. **靈魂層：**意指我們的本質。

能量測試

爲了找出某人是否有特定的信念編程，我們會運用「肌肉測試」或稱「能量測試」的簡單方法，來測出此類信念。和運動機能學（kinesiology）的原理很像，此測試能讓我們得知個案的四個信念層（如前文所述），具有或不具有哪些信念編程。

能量測試是一個可以讓療癒師直接測試某人能量場或萬有能量本質的程序。此測試法源自醫學診斷用的傳統運動機能學，能讓療癒師和個案透過觀察個案本身對某測試問題（形同外來刺激）的身體反應，來確認信念編程是否存在。做肌肉測試前一定要充分喝水，才有辦法測得信念。在人體水分充足的情況下，肌肉測試這項實用工具就能發揮效用。在信念工作中可運用兩種不同的能量測試法。

能量測試：第一種方法

請坐在個案對面，在個案胸前做出「由上往下、再由下往上的切割能量手勢」。猶如「拉拉鍊」的這個動作，能集中凝聚個案的電磁場，個案才能對能量測試產生正確的反應。

1. 請個案將大拇指緊緊觸碰食指或無名指，來形成一個圓圈。
2. 視個案的性別而定，請個案説出「我是男人」或「我是女人」。比方説，如果個案是女性，請她説「我是女人」。
3. 請扳開個案的指圈，來判斷手指緊觸的力道為「強烈」或「微弱」。如果手指仍緊緊互觸，表示力道強烈，測試意義為「肯定反應」；如果指圈一扳就鬆開，表示力道微弱，測試意義為「否定」反應。也可能表示個案缺水，因此請讓個案喝杯水。

練習4

能量測試：第二種方法

療癒自己、透過電話療癒個案，甚至是面對面療癒個案的時候，亦可使用以下所說的另一種肌肉測試。

1. 請個案面向北方，並請個案說出「是」。此時個案的身體應該會向前傾，代表「肯定」的測試意義。

2. 請個案說出「不是／否」，個案的身體應該會向後傾，代表「否定」的測試意義。
3. 如果個案的身體完全沒有傾斜，可能是處於缺水的狀態。
4. 如果個案說出「不是／否」的時候往前傾，或者在說出「是」的時候往後傾，一樣表示個案有缺水的情況。
5. 個案在說出「是」的時候往北邊傾斜、說出「不是／否」的時候往後傾斜，表示個案的狀態已就緒，即可開始測試信念編程。

挖掘工作

希塔療癒師可運用所謂的「挖掘工作」，來讓一對一的療癒服務更具效果。挖掘技巧能讓療癒師透過能量測試的方式，來找出緊抓不放許多信念的關鍵信念。療癒師就像扮演偵查人員的角色，抓漏情緒議題所衍生的信念成因。當療癒師對個案進行能量測試，就能透過個案表述的內容來察覺關鍵信念的蛛絲馬跡。

如果我們將信念系統觀想爲一座積木樓塔，會對我們有幫助。最底下的那塊積木就是關鍵信念，它會撐起往上堆疊的其他信念。請一定要詢問造物主：「哪些關鍵信念在牢牢守住這個信念系統？」尋得且清理掉主要的各種關鍵信念，能幫你節省很多時間。

挖掘程序很簡單！只要提問「人物」（Who）、「事件」（What）、「地點」（Where）、「原因」（Why）以及「如何發生」（How）的相關問題即可。個案的心念就會幫你挖掘，就像電腦存取資料一樣，來爲你提供每個問題的答案。

如果個案在找答案的過程中看似卡頓，這只是暫時的現象。只要將問題從「爲什麼」或探索原因（Why）的問題，轉爲提問「可以怎麼做／事件可能會如何發生」（How）等方向，直到答案自行浮現。如果個案還是無法有所答覆，就問：「假如你知道答案，你覺得答案會是什麼呢？」只要多做練習，你就會找到個案心識的出入口，來輔助個案找到答案。此外，在信念工作的過程中，造物主可能隨時都會給你正在尋找的底層信念，所以請敞開心扉，接受神聖介入的協助。

一旦找到關鍵信念，請詢問造物主是否要釋放、取代轉換此信念，或是直接刪除此信念的部分面向。千萬不能在沒有審慎洞察的情況下，就取代轉換信念編程。因爲，起初看似負面的信念編程，其實很有可能對此人有益。

不過，挖掘技巧並非僅止於詢問造物主該改變什麼信念而已。挖掘技巧涉及與個案討論的過程，因爲光是聊聊與議題相關的話題，就能讓個案達到某程度的解脫。事實上，這個過程能讓意識覺察到信念編程的存在，達到自然而然釋放信念的效果。

在取代轉換信念編程的時候，首先你需要了解該處理何種神經元連結。然後，一旦你修改了神經元突觸，就需要確保找出可能會干擾新信念的相關突觸模式，並且加以改變。切記，歷史層和遺傳層的信念亦可能阻礙我們嵌入新信念。

雖然療癒關鍵在於個案與療癒師之間的互動，但個案不能將心思過度放在「自己的大腦已被重新編程」的這個概念，否則潛意識可能會試圖再以舊有信念取代新信念編程。

請一定要清楚知悉底層信念對個案產生何種影響，還有個案從中學習到了什麼。多數的底層信念大多會有某種正面用處，例如「如果我體重過重，我就會覺得比較安全」或是「如果我體重過重，我就可以好好隱藏內心最深處的感受」。大家應該看得出來，我們的心識一直在盡力保護我們遠離痛苦。一定要確保讓個案理解他們過往產生的信念編程並非最高善的原因，才能幫助他們不再重蹈覆轍。

在療癒服務結束前，如果能找到最深層的信念編程是再好不過的事。「感覺下載工作」之所以有所幫助，是因爲我們在多次療癒實務經驗裡，都看到嵌入感覺能加快我們找到最深層的信念編程。

感覺下載工作

許多人不知道該如何向靈魂伴侶表達愛意，這是因爲他們從來沒有發展過這類感覺。如果我們獲得愛之後，沒有回報這份愛的能力，就很難吸引到靈魂伴侶。

有些人從未在人生中經歷過特定感覺。或許是因爲童年的創傷，導致他們從未發展出此類感覺，或是情緒在此存有界（第三界）經歷了戲劇化的創傷後，而失去了此類感覺。

舉例來說，如果從未體驗過被愛的感覺，就會顯化不出靈魂伴侶；如果從未體驗過富有的感覺，也會顯化不出豐盛。爲了能夠顯化出我們想要的願望，一定要先體驗跟願望有關的感覺。這個體驗過程會讓我們知道宇宙存在著許多可能性，進而讓我們相信這些可能性。

爲了體驗被愛的感覺，或是我們可能不熟悉的其他感覺，一定要先請造物主向我們顯現此類感覺。

希塔療癒師如果要讓個案體驗特定的感覺，必須先取得個案的口頭允許，然後與一切萬有的造物主連結。療癒師需見證此感覺的能量源自造物主，並且下載到個案身上的所有細胞以及四個信念層。如此一來，原本可能需要花費好幾世時間才能學到的感覺，可以在幾秒以內就學會。

就和信念工作一樣，我們可以透過以下的措辭方式來讓個案做能量測試，以便確認個案是否不懂如何去感覺，或是沒有意識到自己有不懂的感覺：

- 「我了解……的感覺。」
- 「我知道……」
- 「我知道何時……」
- 「我知道如何……」
- 「我知道如何以……的方式度過我的日常生活。」

- 「我知道一切萬有造物主在……方面的觀點。」
- 「我知道……是有可能的。」
- 「我是……人。」
- 「我確實會……」

例句：

- 「我了解信任的感覺。」
- 「我知道信任的感覺。」
- 「我知道何時信任他人。」
- 「我知道如何信任他人。」

* 「我知道如何以信任他人且自己也值得被信任的方式，來度過我的日常生活。」
* 「我知道一切萬有造物主在『信任』以及『如何信任』方面的觀點。」
* 「我知道信任他人且自己也值得被信任，是有可能的。」
* 「我是值得被信任的人。」
* 「我確實會信任他人。」

一旦體驗到特定感覺後，個案就已經做好改變人生的準備。我已經看過光是下載源自造物主的感覺能量，就讓人生有所改變的許多例子。

以希塔療癒來說，我們可以當自己的療癒師，進行自己的信念工作和感覺下載工作。

我們以療癒個案的陳述方式，列舉包含挖掘工作在內的信念工作和感覺下載的步驟：

練習5

五種信念工作步驟&八種挖掘工作

步驟1：建立信任感

- 請先讓個案感到輕鬆自在。
- 傾聽與認同個案想說的話，並以不會咄咄逼人的方式向個案提問。
- 與個案保持眼神接觸十分重要。請觀察個案的肢體語言。因為在討論信念的過程中，如果觸及到敏感的信念，個案的肢體語言會有所反應。

步驟2：確認議題

- 療癒期間，請與個案確認想處理何種議題（信念）。你將藉由處理此表面信念的方式，來找到底層信念。
- 請辨識看看，此信念在個案人生中的某特定情境裡，是以何種方式表現出來。
- 請進行能量測試，來了解一下個案對哪些信念信以為真。
- 和個案一起設定共同的目標：比方說「我們一起深入探究這個議題，來找到底層信念」。

步驟3：開始挖掘過程

挖掘底層信念、進而釋放層疊其上的所有信念，就像一門藝術。每個人的情況都不一樣，所以重要的是，理解到每一次的挖掘療癒過程都會不盡相同。而希塔療癒共有以下八種常見的信念挖掘工作：

1. 提問基本問題

- 先從提問以下基本問題開始：

「與人物有關的問句」（Who）

「與事物有關的問句」（What）

「與地點有關的問句」（Where）

「與原因有關的問句」（Why）

「與如何導致某狀態有關的問句」（How）

- 範例：

「你為什麼會這麼想？」

「你學到了什麼課題？」

「這件事如何對你產生影響？」

- 如果對方表示「我不知道」，請提問「如果你知道呢？」或是「假設你知道，會有什麼樣的……？」這是能夠讓個案敞開心扉，探索更深層信念編程的提問技巧。

2. 恐懼症

• 辨識出潛藏在所有恐懼底下那最深層的恐懼，提問方式如下：

「如果你處在這樣的情況下，最糟會發生什麼事？」

「在此情況下，接下來可能會發生什麼事？」

3. 戲劇化境遇（創傷）

• 辨識出過去第一次產生氣憤、悲傷、怨懟、罪惡感和被拒絕等受創情緒的事件。

• 然後將提問方向帶回個案當下的感受，藉此辨識出蛛絲馬跡：

「你什麼時候開始有這樣的感覺？」

θ

「你對什麼人有這樣的感受？」

「你開始有這種感受的時候，人在哪裡？」

「當時發生了什麼事？」

「你現在對當時的情境有什麼樣的感受？」

「以你現在對當時情境的感受來看，你會希望當時的自己採取什麼行動？」

• 辨識「感受」開始產生變化的時間點：

「你第一次遇到類似情境且經歷類似感受，是什麼時候？」

「你當時有什麼樣的感受？」

• 見證信念在四個信念層（核心層、遺傳層、歷史層與靈魂層）

被釋放與轉換。

- 下載能夠幫助個案認出底層信念的必要感覺。
- 請繼續詢問個案：

「你當初從該經驗學到了什麼課題？」

「你當初為什麼需要經歷這樣的情境？」

「此經歷在過去如何影響你，又如何持續地影響你？」

4. 疾病

- 先找出議題，再開始深入挖掘。
- 找出個案生病的原因：

「你什麼時候開始生病?」

「當時生活裡發生了什麼事?」

• 找出個案仍在生病狀態的原因:

「你覺得生病之後,發生了什麼美好的事嗎?」

「你已經從生病這件事學習到什麼課題?」

• 找出個案無法康復的原因:

「如果你完全康復,你覺得會發生什麼事呢?」

5. 顯化

• 請個案觀想,如果自己擁有了夢想中的所有財富,會想做什麼事。

- 詢問個案，如果自己擁有了夢想中的所有財富，人會在哪裡。
- 擁有了夢想中的所有財富後，個案會有什麼樣的感受？
- 問一下個案的人生中是否有伴侶，如果有伴侶，伴侶會對擁有這麼多財富產生什麼反應？個案的親友又會有什麼樣的反應？
- 探索看看，讓個案在觀想過程裡產生不自在感覺的議題是什麼，然後開始深入挖掘來化解這些議題。
- 請詢問個案：

「如果你擁有夢想中的所有財富，你會做些什麼？」

「在這樣的情境下，你覺得可能會發生什麼不好的事？」

6. 處理遺傳層信念

如果你透過肌肉測試，發現個案的意識並不認同被測出的某些信念，你可能會因為個案對測試結果感到困惑，而難以繼續挖掘信念。這類信念可能是經由遺傳所傳承到的祖先信念。

• 請提問以下問題來繼續挖掘：

「這是你媽媽的信念嗎？」

「這是你爸爸的信念嗎？」

「這是祖先的信念嗎？」

7. 集體意識信念

當很多人擁有相同信念，就會將其視為事實，而形成集體意識信念。

- 請找出此類信念並徹底消除，個案才有辦法繼續被挖掘。比方說，個案可能有以下信念：

「糖尿病是不治之症。」

「我害怕運用自己的力量。」

「我立誓要過安貧的生活。」

- 可以幫個案下載以下信念：

「糖尿病可以被治癒。」

「我可以安全且平和地運用我的力量。」

「安貧的誓言已經徹底終結。」

8. 不可能的事

此挖掘方式的目的不是找出阻礙，而是重新設定大腦，讓大腦能夠接納原本認為不可能的事。

- 請詢問個案：

「如果……會發生什麼事？」

步驟4：轉換信念

- 針對療癒過程所產生的情緒來施作療癒。
- 以正面信念取代底層信念。
- 幫個案下載能夠支持新信念的感覺／認知。

步驟5：確認信念是否已經有所轉換

- 以能量測試的方式，來確認信念是否已經轉換。

詢問造物主

在信念工作的過程中，造物主一直如影隨形，你絕對不是孤單一人地施作療癒。當你覺得不知從何著手而需要指引的時候，一定要請造物主幫忙。

可向造物主提問的問題範例：

- 在眾多議題裡，該先著重處理哪一項議題？
- 某特定信念是否是底層信念？
- 某特定情境裡的底層信念是什麼？

• 該用何種新信念來取代舊信念？

• 在信念工作的過程裡，如果不知從何著手，該向個案提問什麼樣的問題？

• 該為個案下載什麼感覺，才能有助於療癒某特定情境？

詢問造物主的公式如下：

一切萬有的造物主，請告訴我可幫此人下載哪些感覺。謝謝祢！

完成了，完成了，完成了。

現在大家已經擁有幫助自己找到愛的希塔療癒工具，我們會在第四章再細談信念工作，以及它如何幫助你。不過，我們需要先了解一下到底什麼是「愛」。

2
愛的層次

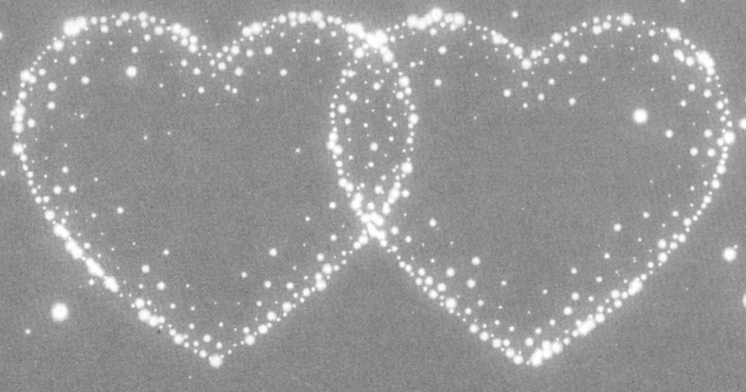

我們人生有很大的程度，都在追尋各種形式樣態的愛，尤其是無條件的愛。比方說，我們只要先觀察一下自己和他人想擁有寵物、想交朋友、想找到靈魂伴侶，或想擁有孩子的迫切需求就好。這樣的需求始於童年，而且會持續伴隨我們經歷各個人生階段。例如，孩子想要有「好朋友」；女性會想和其他女性建立關係緊密的社群；男性會想擁有和哥兒們相處的時光，包括團練或一起觀賞運動賽事，來感受有志一同的氣氛。男性和女性都希望能找到別具意義的愛情。

多數的正面人際關係都是基於這樣的追尋而生，甚至連憤怒與仇恨的情緒也是由此浮現。爲什麼呢？因爲有許多人很難找到愛。也許是因爲他們不愛自己，或從未體驗過愛的感覺，所以無法理解愛爲何物，儘管他們本能地知道自己的人生確實缺乏某種感覺。

我小時候，只要是跟「愛」有關的事，身邊的人都讓我感到失望。我覺得他們無法愛我，因爲他們不知道如何去愛任何人事物。我試著先愛他們看看，以爲這樣或許能讓他們想回報這份愛而學著愛我。後來我意識到，多數人無法好好善待你，是因爲他們其實不知道該怎麼去愛，或不懂愛的感覺。

我小的時候，也以爲「愛他人」意指只看他們的優點，而非缺點。不過，我後來因爲眞理法則讓我在阿卡西紀錄裡看見人們的眞相後，剛說的觀念等於被擊潰。我在那天晚上，看見了我人生裡所有認識的人心中最深層黑暗的祕密，這讓我非常不安，所以我決定要隱居到蒙大拿山區（我最終也辦到了）。但由於我當時沒錢搬到蒙大拿，所以我被迫正視身邊的人放在心裡的祕密。我就此開始學習「無條件的愛」的眞諦。我的體悟是，如果想無條件的愛人，就要以「基督」或「佛陀」意識來愛著他們。也就是透過造物主的視角（或指開悟的心境）看待他們的眞相，還能同時愛著他們。

這樣的愛很美好，但無條件地愛人不表示我們允許自己吃虧，或允許刁鑽的人進入我們的人生。追尋開悟境界是一件事，但不能以「無條件的愛」之名而忍受被錯待之實，兩者不可混爲一談。重要的是，這樣的愛需經過吸收額外知識的淬鍊，讓我們清楚自己有能力兼具堅強與有愛的特質。不是每個人的振動頻率都能達到無條件的愛的狀態，我們人生中認識的人，總是要將我們拉到他們的振動頻率狀態，來讓他們感到自在。有些人的振動頻率較低，而且沉溺於仇恨、氣憤、恐懼與怨懟的情緒。他們彷彿以「黑暗」爲棲身之地。這類人會一直試圖拉低他人頻率，來迎合他們的實相。但是帶著光的人只需要持續閃耀光芒，自然會有人自願前來結識。

以我的療癒經驗來說，與無條件的愛有關的負面信念編程，通常都在童年時期產生。例如，可能有的母親上一秒眞的表現出好愛孩子的樣子，下一秒就無情地體罰孩子。或者有的父親可能一邊眞心表現對孩子的愛，卻又猥褻或粗暴對待孩子。也因爲諸如此類的童年情境，會讓人不知道該如何接收無條件的愛。

眞正的無條件的愛，最好是與知道它是什麼的人分享。與你契合的靈魂伴侶會知道如何在感情關係裡學會擁有無條件的愛。

不過，無論兩人的靈性成長幅度有多大，伴侶之間的愛其實還是有條件的愛。如果有人告訴你他們想被無條件地愛著，通常是指他們想要沒有規則束縛的感情關係。但是，經營兩人的感情關係，其實還是需要雙方遵守基本規則，否則這樣雙雙對對的伴侶關係就失去意義了。

很多人本性大方，常有不斷爲他人付出的傾向。也因爲如此，他們會吸引到不大方的對象，而這類對象從這段關係吸取的能量也會大於付出的能量。請確信你已經做好準備，能夠吸引到與你一起對等付出的靈魂伴侶。一定要確保你自己能夠接納與接收喜悅和愛。

爲了找出你所需要的愛，重要的是定義愛在你心中的意義。就與其他信念一樣，很可能是你認知裡的「愛」並非最高善。請敞開心胸來探索許多愛的面向，以及愛帶給你的意義。「愛」其實有很多層次。

愛的層次

愛有很多層次，而且與顯化靈魂伴侶有關：

1. 對上帝的愛
2. 對自己的愛
3. 兩人之間的伴侶之愛：真愛
4. 對家人的愛
5. 對朋友的愛
6. 對社會群體、上帝所創萬物以及宇宙的愛

7. 無條件的愛

1. 對上帝的愛

對造物主擁有健康的愛是很重要的一件事。這樣的愛能帶來廣大的可能性。綜觀歷史，人類一直走在希望能感知上帝的旅程。上帝所顯現的形體、樣貌與形象，也因爲個人與文化觀念的緣故而包羅萬象。即使是在同一世裡，我們對造物主的認知也可能因爲家庭、外在社會、宗教，以及近代才有的現代科學所帶來的影響而不斷改變與成長。

以本書的立場來說，造物主代表我們心中追求的最高志向，也是我們每個人想努力照耀出的眞理之光。而造物主的光芒能以帶著愛的接納與寬恕之心，超越人類的不道德與矛盾行爲。

當然，有些人選擇不相信造物主的存在。而我們對造物主有愛的本質理解有限，可能會造成這樣的誤解。很多人也把自己和造物主之間的關係視爲「有怒氣的孩子vs.高壓家長」。有些人會把所有人生困境都歸咎造物主，就像有些孩子也是這樣對父母。而把寶貴的精力消耗在埋怨造物主的例子還有很多。

探索你對造物主的感覺其實很重要，因爲這與你對自己的觀感有關。我這麼說的原因，在於我覺得我們都是造物主的神聖火花，這讓我們成爲造物主神聖本質的一部分。接受這個概念，能讓我們更慎重地好好對待自己與他人。

這就是探索你對造物主的感覺，以及與造物主有關的信念如此重要的原因。一旦你釋放和轉換與造物主有關的負面信念，你就能往前進，學習如何「愛自己」。

2. 對自己的愛

當你學會與造物主連結，就會產生對自己的愛。當你懂得愛自己，就能原諒自己認為的缺點。自我寬恕極為重要，因為它與自我成長有關。而在探索自己的過程中，讓內心世界成為調適良好且平衡的狀態是一個至關重要的階段。

愛自己也代表你不允許他人佔你便宜。你要懂得如何對人生中非最高善的人們說「不」。

而探索你對自己的感覺，以及你內心深處對自己抱持的信念一樣重要。這兩件事是顯化契合靈魂伴侶首要探索的面向。

3. 兩人之間的伴侶之愛：真愛

眞愛並非常見現象，而是一種代表兩人以相同方式愛著對方的美妙珍寶。眞愛十分珍貴且難以取代。你永遠無法從另一人身上感受到相同的眞愛，所以別認爲你辦得到。由於眞愛如此珍貴，因此也請你以珍惜的態度待之。

本書的宗旨就是眞愛，全文都會探討這個主題。

4. 對家人的愛

我們生活在第三界，會透過愛父母、愛手足與愛孩子來建立對家人的愛。對某些療癒師來說，在學習「對家人的愛」方面可能有難度。他們可以無礙地愛孩子，卻會因爲手足和自己大相逕庭，而很難去喜歡與愛護手足。例如，你或許不喜歡你的姊妹，但請一定要記住「你愛她」的這個重點；抑或你確實喜歡你的姊妹，卻有點難對她付出愛。有些療癒師可能會因爲手足之間的競爭關係，以及童年受虐的創傷，較難以無條件的愛對待自己的家人，卻反而比較容易以這樣的愛對待陌生人。

學會喜歡和愛護自己的手足，並釐清彼此在這一世相處的歧異是一件很重要的事，你才有辦法去愛不是你手足的人。很多人會花一輩子的時間來平衡家人方面的議題，而多數人卻到晚年才願意面對這樣的議題。

5. 對朋友的愛

當你和肝膽相照的朋友建立友情，就會產生對朋友的愛。這樣的朋友值得你付出愛、一路陪伴以及與之溝通。愛朋友也是一種在情感上朝著靈性目標前進的方式。

6. 對社會群體、上帝所創萬物以及宇宙的愛

對社會群體的愛，意指關愛你所處地區與文化的人。包括與你有相同宗教信仰和種族的同胞。不過，爲了在靈性層面有所進展，我們必須擁有將世人視爲一體的大愛能力。從而將這樣的愛拓展至萬物、其他星球的人與生物，最後蔓延至全宇宙。

7. 無條件的愛

無條件的愛意指即使看見所有人事物的眞相，卻依然對他們有愛。

爲了在靈性層面有所進展，重要的是能夠在我們離開第三界之前，平衡以上各種層次的愛，並達到平靜祥和的狀態。

如果想探索你有哪些與愛有關的信念，可嘗試以下練習：

練習6

與愛有關的信念

你可能希望找到能疼愛、珍惜你的感情對象，但請記得，你也必須知道如何回報這樣的愛。因此請檢查看看，你是否具有愛人與被愛的能力。

- 請針對此信念編程來做能量測試：「我必須先讓別人需要我，才能被愛。」
- 如果此信念編程的測試結果為「是」，請幫自己下載以下感覺的方式來肯定自己：

「我知道如何在愛中取得平衡。」

「我愛我自己。」

「被愛是安全的。」

「我愛上帝，上帝也愛我。」

• 請針對以下信念進行能量測試：

「我相信會有人愛我。」

「我可以接收他人給的愛。」

「這世上沒有適合我的對象。」

「我知道如何回報我所獲得的愛。」

- 以上信念能讓你看看自己是否了解身邊擁有你可以付出愛的人，而且你也能向他們回報愛的感覺——這些人具有聰慧、陽光的特質，能鼓舞你的心靈、幫助你活出自己，而且你也願意為他們這麼做。

- 請運用以下指令，幫自己下載這樣的感覺：

「一切萬有的造物主，我下指令，請讓我了解身邊擁有愛我的人是什麼樣的感覺。」

- 看看你是否了解造物主對此描述的定義：「了解身邊擁有你可以付出愛的人，而且你也能向他們回報愛的感覺——這些人具有聰慧、陽光的特質，能鼓舞你的心靈、幫助你活出自己，而且你也願意為他們這麼做。」

• 請藉由下載造物主之愛的感覺，來讓自己在身體、心識、情感和靈性層面，都能感受與知曉造物主的愛：

「我了解造物主對愛的定義。」

「我了解造物主對於我愛自己身體的定義。」

「我了解『允許他人愛我』是什麼樣的感覺。」

「我了解擁有洞察力和愛是什麼樣的感覺。」

「我知道造物主對婚姻的定義。」

「我知道造物主對親密關係的定義。」

「知道造物主對信任靈魂伴侶的定義。」

「我知道造物主對疼愛靈魂伴侶的定義。」

「我知道自己值得擁有契合靈魂伴侶的愛，這是有可能的。」

「我知道我值得擁有契合的靈魂伴侶。」

「我知道如何生活而不會無謂地嫉妒。」

這些下載應該提供給你的伴侶，有助於增加伴侶和你之間的契合度。

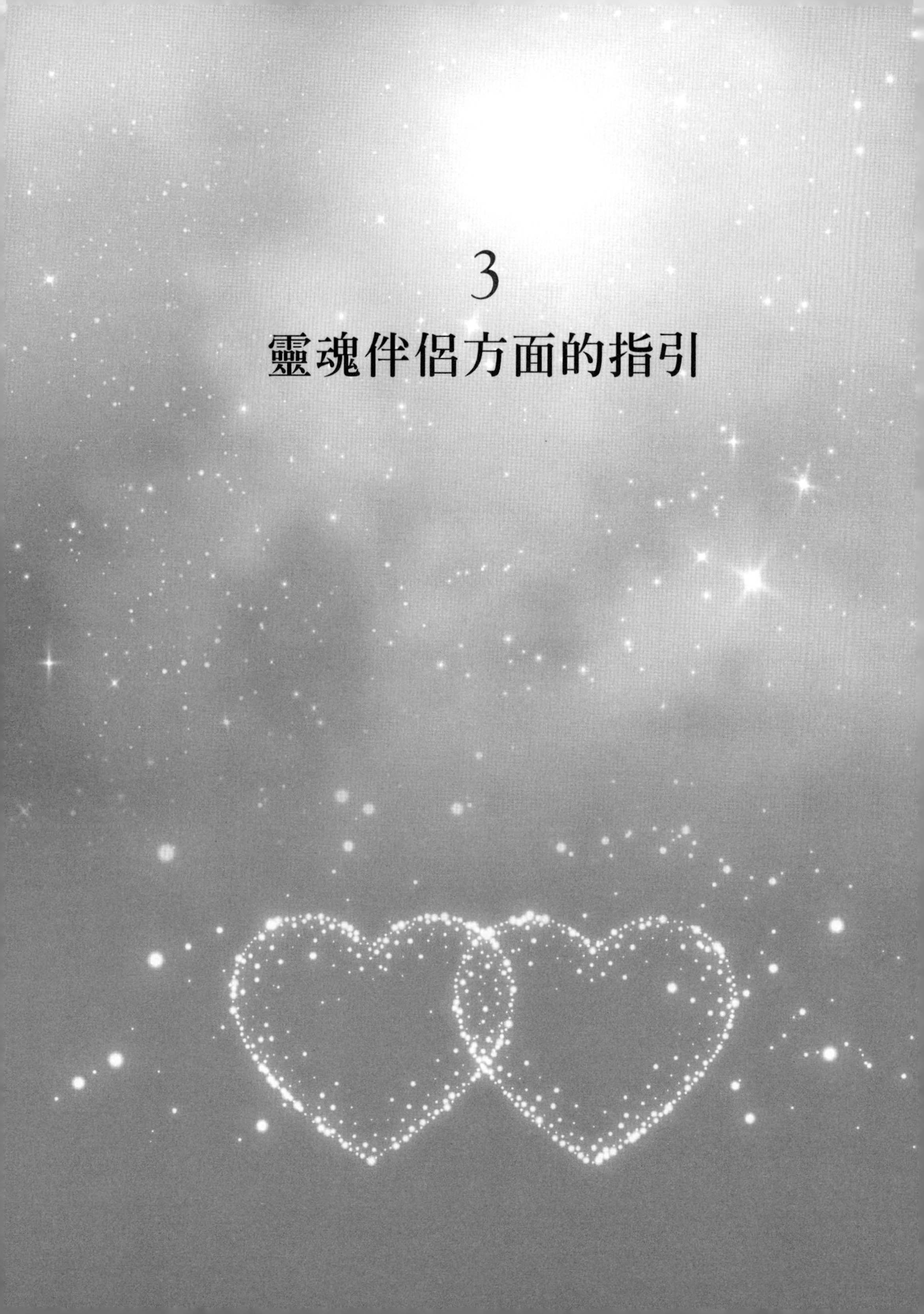

3
靈魂伴侶方面的指引

我們投生爲人的原因之一，在於了解各種愛——才能精通與愛有關的許多美德。其中一種愛的美德，就是全然地愛著伴侶。這樣的感情關係能讓我們以親密的方式全心全意地愛著另一人的所有面向。爲了達到此狀態，我們需要擁有合適的靈魂伴侶。

那麼到底何謂「靈魂伴侶」呢？我們來了解一些概念吧。

對多數人而言，靈魂伴侶意指他們已在另一個時空就認識的人，這類時空可能是所謂的「前世」。他們在前世所發展的深刻感情超越了軀殼這個物質層面，以致這樣的感情記憶沒有因爲肉身死亡的淨化過程而消失，反而來到這一世重生。有些人相信，靈魂伴侶是我們在另一時空曾愛過的人。

確實是有這樣的靈魂伴侶關係存在。我們都因爲擁有多次前世而經歷過輪迴轉世，也可說是前生/過去世。有些人會保有模糊的前世記憶，因此可能會在遇見靈魂伴侶時認出對方，並想起我們仍與對方相愛。我們或許無法記得前世的所有來龍去脈，但那些愛的感覺卻十分刻骨銘心。

有很多信念系統都有戀人輪迴後再相遇的共通概念。印度教是其中之一，但還有其他宗教在西方文化中較為隱密、不為人知。

不過，如果我們一眼就能認出某人，也可能是在靈界的時候就認識對方，或者他們是所謂「帶天命」來與我們相遇的人。

此外，靈魂的結合不一定是前世相遇到的靈魂來今生重逢。也有靈性層面從未認識過對方的靈魂伴侶，在這一世結合。這些結合的能量閃耀著，就像重逢的靈魂伴侶一樣為其他人帶來希望。經歷這種結合方式的人，他們是在這一世基於夢想而顯化出靈魂伴侶，而不會太在意前世這部分。

我相信靈魂伴侶是由於他們的氣質、個性、靈性面和外表，因爲某些原因而與我們契合。這樣的契合狀態可能與前世完全無關，而與外表、心識、情感與靈性等層面都初次碰撞出吸引力火花有關。

有些人覺得輪迴轉世等較爲靈性面向的說法不太實際，而我提的上述概念可以讓我們從此類說法抽離出來。很多人天生只想和對象經營意義深遠的關係，希望這樣的連結持續一生。對他們而言，重點不在於了解自己追尋此類感情關係的原因，也不會試圖用靈性術語來說明因果。他們重視的是，能否找到讓自己有安全感又能自在相處的獨特另一半。如果你屬於上述傾向，這本書仍會對你有幫助，因爲你或許沒有深入意識到自己可能對自己造成某種程度的阻礙。

對許多人而言，「擁有神聖伴侶」似乎是種奢求。他們認爲難如登天，也因此眞的創造出這樣的實相。思維偏邏輯分析傾向的人，則會對「靈魂伴侶」此名詞感到不解。他們不知道這個莫名其妙的名詞是什麼意思，因爲這超出他們的人生經驗。

但如果你有很多不同的靈魂伴侶散落在世界各地呢？如果每一個靈魂伴侶的天性都有可能讓你愛上對方呢？你或許會說，很多人談過不止一次的戀愛，確實如此。我們很多人都想和獨特的那個人在一起，卻發現我們這一生中會深深愛上不止一人。

我相信這種對「獨特對象」的感覺是對的，但我也認爲，由於我們的靈魂伴侶不止一個，因此我們談戀愛的次數會不止一次。這類「階段性」的靈魂伴侶不一定是我們前世就認識的人。他們可以是來教會我們一些事的對象，有可能是因爲我們與對方共同擁有的負面信念，比正面信念多而被對方吸引。我稱這類靈魂伴侶爲「靈性紅蘿蔔」，因爲他們能帶我們找到對的人。這個比喻的典故源自於一個小男孩的故事。小男孩坐在驢車上，他拿著綁了一條紅蘿蔔的長竿，將長竿伸到驢子面前卻又搆不著的距離。驢子爲了想吃到紅蘿蔔，就會往前進而順勢拉動驢車，就像階段性的靈魂伴侶會牽引我們向前找到契合的靈魂伴侶。

這也可能是其他人受我們吸引的原因，也是爲什麼我們自己做信念工作如此重要，這樣我們才能做好準備，來遇見神聖的人生靈魂伴侶。

那麼我們該如何分辨出各種靈魂伴侶？我發現，靈魂伴侶基本上可分爲七大類，另外還有所謂的靈魂家族。

靈魂家人

靈魂家人與靈魂伴侶，意指靈魂層面上我們曾在其他時空認得他們，以致我們在這一世似乎能輕鬆讀懂他們的想法。而靈魂家人與靈魂伴侶之間的區別，在於靈魂家人和我們有靈魂層面上的親戚關係，靈魂伴侶則沒有。

靈魂家人的意思名符其實：在我們投生到這一世之前，我們和靈魂家人同屬一樣的靈魂家族。我認爲我們在來到這世以前，已經體驗過許多存有界，包括與自己所屬靈魂家族一起體驗的第五界。

靈魂家人們各自投生到地球上的不同家庭，以肉身的形式來完成療癒地球的使命或是累積美德，不過他們內心總是會有種「忘不了被自己遺留的靈魂家族」的感覺。你是否曾覺得自己生在不對的家庭，還有另一個眞正有歸屬感的家庭等著你？這可能就是你有這些感覺的原因。

靈魂家人往往會一起穿梭時間而投生爲不同的樣貌，意思是會同時轉世而和彼此相遇。在某些情況下，他們保有的情感和記憶會使他們結婚。但因爲來自相同的靈魂家族，兩人之間的激情不會長久，就很像手足在不知情的狀態下結婚。

希塔療癒的設計目的，就是讓靈魂家人再次團聚。靈魂家人是我們永恆的靈性支持系統，彼此會同頻相吸而在地球上行使造物主的任務。每一個靈魂家族都受到自己所屬十二議會的掌管，此議會亦負責引導和協助旗下成員。十二議會位於第五界的較高階層，而在地球執行使命的許多第五界大師，都會在睡眠時出竅回來參加會議。（如需了解這方面的細節，請參閱《七界：希塔療癒技巧的核心思想》。）

以感情關係來說，靈魂伴侶和靈魂家人的區別，在於靈魂家人所擁有的特定靈性能量是一種形同手足的愛，而不會讓我們覺得對方有性魅力，或讓我們產生性慾的能量。因此，如果你受某人吸引且覺得對方似曾相識，但最終意識到你們並不契合，那麼他們就可能是你的靈魂手足或靈魂朋友。

靈魂伴侶的不同則在於，你們彼此之間不只有外表和性方面的吸引力，心識和靈性方面的磁場也相吸。有些靈魂伴侶已經以熱戀的狀態共度好幾種存有界。彼此之間的激情亦能長久，不受時間的影響。

靈魂伴侶

靈魂伴侶可分爲七大類：

1. 雙生火焰

雙生火焰是和你一模一樣的人。

2. 無法契合的靈魂伴侶

無法契合的靈魂伴侶，意指你以前曾在其他時空認識的靈魂。也因爲如此，儘管你在情感和外表方面會受到他們的吸引，卻仍會覺得彼此不合。

3. 有待雕琢的靈魂伴侶

此類靈魂伴侶確實和你契合，但你是在他們尚未成熟到能夠好好經營感情之前，就遇見對方。

4. 有未竟之事的靈魂伴侶

此類靈魂伴侶在前世的感情關係裡尚有未竟之事。所以會有再次相遇的機會，來修復彼此之間的業力。

5. 契合的靈魂伴侶

此類靈魂伴侶可能當下很契合，卻會在彼此成長之後分離。

6. 契合的人生靈魂伴侶

此類靈魂伴侶不僅契合，還有靈性方面的連結。

7. 神聖的人生靈魂伴侶

神聖的人生靈魂伴侶，意指對方和你共享神聖時機——也就是你這一世在地球上的使命。

現在，我們來深入談談所有靈魂伴侶類型。

1. 雙生火焰

有些人在尋找靈魂伴侶時會感到困惑，反而對造物主提出幫忙找到雙生火焰的請求。雙生火焰意指和你一模一樣的人，這可能會使你們之間產生很多摩擦。他們也很有可能是二十年前的你，就像一面鏡子，映照出約莫十八歲成熟度的你。如果我們有認識到雙生火焰，他們大多只會短暫地出現在我們的生命中。

2. 無法契合的靈魂伴侶

無法契合的靈魂伴侶意指你在其他時空認識的人。我們很容易愛上這類靈魂伴侶，因爲你們兩人都還記得曾經深愛對方的感覺。然而，這一世的你們振動頻率完全不同了，雙方已經不再契合。

不過，無法契合的靈魂伴侶可以是引導你找到契合靈魂伴侶的「靈性紅蘿蔔」，因爲在你找到特質符合你期待的靈魂伴侶之前，他們能先教會你擁有這些特質。宇宙會透過某人讓你從艱難的情境脫離，前往更美好的情境。

3. 有待雕琢的靈魂伴侶

有待雕琢的靈魂伴侶確實擁有可以成爲契合靈魂伴侶的所有特質，但他們現階段卻尚未成熟發展這些特質。

如果你在你的靈魂伴侶尚未完全成熟之前就遇見對方，對方就會像是一顆原鑽，需要花點時間來雕琢他們的澄澈度、特質和聰慧程度。你們雙方都需要經過時間和耐心的磨合，而成爲彼此契合的伴侶。因此，重要的是記得詢問宇宙：「我的靈魂伴侶什麼時候才會做好與我契合的準備？」如果你想尋覓神聖靈魂伴侶，這個問題尤其重要。

如果我提早十年認識蓋伊，我們兩人的狀態都無法好好投入這段關係。我們認識之前的五年，蓋伊還沒做好讓我進入他生命的準備。我們剛認識的時候，我其實都還無法很確定他是不是已經爲這段關係做好準備。他就像是我擁有的原鑽，老天啊，還眞的是原始到不行！他經營牧場多年，只有在萬不得已的情況下才會去市區。而且他的嗓門很大，因爲他父親喪失部分聽力，所以他講話得大聲一點。你們現在在課堂上看到的他，當年可是需要訓練自己調整音量，而他花了很多年的時間才辦到。以前我都得跟他說：「蓋伊，你嚇到班上的女學員了。」他也靜不下來，因爲他習慣了事必躬親地做些體力活。以情感面來說，儘管我們當時做好了相愛的準備，但還是有些勉強。

所以，請要有耐心。萬一宇宙還在協助你的靈魂伴侶發展靈性進程，才能以準備好的狀態和你相遇呢？雖然你現在可能會很想認識對方，但在他們做好準備前遇見彼此，你們會不太合拍。你的靈魂伴侶就好像是一顆還在烤箱裡烘焙的蛋糕，如果你太早取出，蛋糕就會塌陷。

很多人的顯化能力可能會強大到被自己的傲慢與不耐煩左右，而提早顯化出還沒準備好的靈魂伴侶。比方說，我的朋友雖然顯化出她的靈魂伴侶，卻遇到一個小問題──那就是對方還在處理離婚的事。所以她必須陪著對方經歷離婚對情緒所帶來的巨大衝擊。而這類情況其實不利於建立一段順利的感情關係。

4. 有未竟之事的靈魂伴侶

「大師」這樣的靈性存有，因爲累生累世習得足夠的美德，而從三維實相揚升至我所謂的「第五界」。如果他們在任何時間點回到了三維實相的世界（第三界），就是我們稱呼的「揚升大師」。近年有許多揚升大師回到地球而投生爲人類，目的在於引導生活於地球上的大師之子。一般來說，他們返回地球的使命在於協助全人類。

由於揚升大師已歷經多次的不同輪迴，因此他們有機會遇見曾在其他時空所認識的靈魂。這些靈魂有可能是大師在第五界的靈魂家人，或是前世認識的人。

如果大師和這些靈魂之間尚有未竟之事，那麼彼此再次相遇的時候，就有機會清理兩人的議題。不過，當大師認識到某人並覺得與此人之間有需要清理的議題時，他們不用非得這麼做，而是看自己願不願意。況且，對方也必須有意願清理該議題。

大師之子佔了地球靈魂人口的其他部分，他們爲了學習和成長而來到地球。他們是三維的存有，經歷累生累世的輪迴來化解某些前世產生的負面業力。他們也可能在前世裡經歷過尚有未竟之事的感情關係。假如有此情況，他們就有機會在下一世再次遇見對方，來修復彼此之間的業力。很多時候，人們進入感情關係是爲了修正業力。清理業力之後，彼此都會有所成長而脫離這段關係，各自發展自己的人生。

這也是爲什麼有些人一生中會遇見不止一個靈魂伴侶。比方說，我結過四次婚（沒錯，我好像集滿了東西南北方位的先生！）我嫁給這些人的部分原因，是因爲以宏觀視角來說，我和他們之間尚存其他時空未竟之事的能量。這樣的能量不一定都在我這方，也可能是對方身上殘留較多此類能量。

所以我和三位前夫離婚的部分原因，在於我們之間的未竟之事能量已經化解了。這些人出現在我生命中的另一個原因，是因爲人生中的每一個經驗都很重要，而我們一開始可能無法完全了解。每個人都讓我學會探索自己的內心，有助我提高自己的意識。儘管某些感情關係有其煎熬的過程，但這些關係也以自己的方式來幫助我的靈性醒覺。

5. 契合的靈魂伴侶

契合的靈魂伴侶意指愛你也了解你的人。雖然他們與你的個性很合得來，但不表示跟他們相處會很輕鬆。尤其是療癒師不太容易與「太隨和」的人合得來，因爲療癒師容易因爲這樣而感到無趣。他們的對象需具備可以跟自己產生連結、聊天、互動與激盪思想的特質。

此外，契合的靈魂伴侶意指他們是與你目前的狀態契合。他們與你契合的是你現在這個特定人生階段所具有的振動頻率。這沒有什麼大礙，但你很有可能會在靈性方面大躍進地成長，所以你要尋覓的應該是能夠和你一起成長的對象——也就是「契合的人生靈魂伴侶」。

6. 契合的人生靈魂伴侶

契合的人生靈魂伴侶（英文可以是compatible life soul mate或compatible life partner）意指陪伴你經歷人生，並且在靈性與心識方面都能與你一起成長的對象。他們和你共有的正面信念多於負面信念，這也是他們受你吸引的原因。他們會鼓勵你，讓你在自己的人生道路有所成長。

我們作爲靈魂，在第三界中的目標之一，就是找到可以共度一生的伴侶，或是找到因爲眞愛而跟著我們經歷不同存有界的獨特對象。

契合的人生靈魂伴侶彼此之間擁有深厚的心有靈犀度，在性情方面也很適配。他們或許會有不一樣的興趣，但他們之間的連結卻具有神聖本質。

當兩個人的性格、觀點、對彼此和對周遭環境的敏銳度能夠融洽共存，他們的結合就會創造出專情且超越此生的刻骨銘心能量。

在我的信念裡，我認爲契合的人生靈魂伴侶，意指這個人基於某種難以解釋的原因徹頭徹尾地了解你，連言語都很難表述這種感覺。對我而言，這就是靈魂伴侶該有的特質。當你遇見對方的時候，你會馬上認出他們是你以前認識的人，卻又不知爲何如此。就很像似曾相識感，猶如你以前經歷過這樣的情境。你會欣賞對方的舉手投足，認出對方眼中閃現的能量，就好像曾在不同時空見過。這樣的靈魂相認感受會讓你強烈受到對方的吸引，而這種靈性方面的情感不是很容易以文字來傳達意境。

靈魂伴侶關係的重點在於人的能量。我們會深受對方的能量和外表吸引，類似磁鐵相吸的意思。因爲靈魂的本質具有磁性，與地球磁場很相似。我們本身就像一個帶有磁極的小小世界，會被磁極相反的人吸引，這不僅（通常）是因爲他們的性別，也是因爲他們的振動頻率。當你顯化靈魂伴侶時，會吸引你的對象，其能量方面應該與你對等，甚至略比你高頻一點。

不過顯化靈魂伴侶時還請格外小心。一定要很清楚你顯化的內容，才能在找到靈魂伴侶時認出對方（後續章節會再深入討論），而且一定要顯化與你契合的靈魂伴侶。

這樣的靈魂伴侶並不代表方方面面都很完美。任何感情關係都是需要激盪火花、透過施與受來經營的一種能量。這也是爲什麼你必須做好準備，來迎接靈魂伴侶進入你的人生。

如果你想尋覓與你最契合的人生靈魂伴侶，比較恰當的做法是讓他們來找你，且允許宇宙的安排。我知道很多人找不到靈魂伴侶的原因，純粹是因爲太過急切。

當你眞正了解自己、愛自己的時候，你就等於做好遇見契合人生靈魂伴侶的準備。但是，這不表示對方也做好準備，因爲我們每個人的靈性進程快慢不一。不過，我相信每個人都有注定相戀的合適對象。

在你即將找到最契合的人生靈魂伴侶之前，你會產生某種難以招架的莫名孤獨感。這是一個很好的跡象，表示你的特別對象很快就會出現。

但請切記，無論是何種靈魂伴侶，即使與你契合，仍是襯托你人生劇本的配角。你不能仰賴伴侶來讓你的人生變得完整，你必須要爲自己人生的完整度負責。如果你無法先讓自己的內在與身心靈等各個面向變得穩定，你能投入這段關係的心力就有限。

7. 神聖的人生靈魂伴侶

「神聖的人生靈魂伴侶」或簡稱「神聖靈魂伴侶」，意義比契合的靈魂伴侶更加深遠。他們曾因輪迴而對第三界的學習瞭若指掌，因此能在這一世和伴侶共享神聖時機與使命。我現在就是和我的神聖人生伴侶共創靈魂伴侶關係。我這麼說的原因，在於他和我有相同的願景和神聖時機。這也表示，他不會干涉我的神聖時機。

每個人在第三界度過的每一世，都有自己要成就的神聖時機和使命，這是我們來到第三界的目的。有些人的目的是精通美德，有些人則是希望能爲地球的進程帶來某程度的改變。

大師之子通常會在同一世裡透過學習而精通多種美德，並且持續帶著每一世累積的美德投生到下一世，直到揚升至第五界而脫離三維世界的那一天。

而大師的神聖時機則不一樣，他們是來第三界提升大師之子的意識。地球上的每一位大師可以激發十至十五名大師之子的意識，這些大師之子又會進而改變上百萬人的意識。

有些人可以自行完成神聖時命的任務。但很多人會有不想形單影隻的感覺。你知道爲什麼嗎？因爲我們的原廠設定本就不該獨自一人完成神聖使命。我們注定要在特別對象的幫助和支持下完成使命，意思是我們的部分使命在於學會全心全意地愛著一個人。

許多大師均擁有能協助他們達成人生使命的神聖人生伴侶。有些神聖伴侶彼此約定好，要一起在這一世有所作為。對他們而言，這就是他們存在的意義。任何妨礙他們完成使命的人都會被挪開，包括無法共享願景的靈魂伴侶。

大多數有靈性傾向的人，並不只是在尋找契合的人生靈魂伴侶，而是可以共享神聖時機的伴侶。很明顯地，這會是一個特別的人。有時候，要找到這樣的伴侶很棘手。但是如果兩個靈魂曾以第五界存有的形式相愛，那麼他們投生爲人之後就會想辦法找到彼此。他們會尋覓特定的能量特徵，也似乎清楚對方的長相，假使兩人有相同的人生進程，他們遲早都會相遇。

我知道蓋伊和我是注定天造地設的一對，而且我們擁有相同的使命。我認爲我們相遇的時候，天界之門敞開了，我們因而記起彼此，再次愛上對方。我也認爲天界裡的仙子或天使會一直照看我們，讓我們可以成就自己的神聖時機。我們每次吵架的時候，警鈴就會響起，就好像提醒仙子該讓天界之門再次敞開，再對

θ

著我們撒下愛情魔粉，而我們也會忘卻爭執的事。我相信當我們離開人世後回顧這一生，會發現我們被撒了上百次魔粉吧！

4
靈魂伴侶方面的信念工作

θ

某日，我在幫一位美女做解讀，她向我抱怨因為自己有五個小孩，所以沒有男人想跟她在一起。她說：「有誰想承擔養育五個孩子的責任呢？」

我做完她的解讀後，就接著解讀一位抱怨人生的帥哥。他告訴我：「我花了一輩子的時間達到經濟穩定的狀態，卻錯過了成家所能帶來的喜悅。我需要一個已經有小孩、而且可能會想再繼續生孩子的好女人。妳可以跟我說該怎麼找到這樣的對象嗎？」

我心想：「你要的對象才剛走出大門啊！」

這兩個人都有對方需要的東西，但他們卻無法相遇，原因在於他們不相信有這樣的人存在。如果你覺得自己不可能找到靈魂伴侶，那麼即使這個特別的人站在你面前，你還是會因為自己的信念而永遠見不到對方。

我和蓋伊在一起後，就開始鑽研信念工作的療癒方式。由於我們兩人之間浮現了需要處理的議題，因此設計療癒技巧的部分原因，在於讓我們兩人也能成功經營感情關係。我用這樣的技巧拯救自己的婚姻數次，因爲我以前不知道怎麼經營婚姻。

部分原因在於我的過去幾段感情帶給我一些受創陰影。我以前雖然喜歡「婚姻」的概念，卻不知道該如何接收愛。也因爲如此，我的對象總是會達不到我的期望。當我下載接受男人的愛是什麼感覺時，我發現我生命中的每一個對象都愛我，但我卻無法接受他們的愛。

我認爲，這是因爲他們對待我的方式跟我期待的不一樣。感情關係的最大挑戰之一，就是我們沒有告訴對方，我們對他們有什麼期待，我們指望他們自己會懂，並以行動表現出來。但想當然爾，他們怎麼會知道我們在想什麼！

θ

很多人根深蒂固的信念編程可能會阻礙自己找到靈魂伴侶。也就是說，我們很可能一直想找靈魂伴侶卻顯化不出來，是因爲潛意識在阻擋自己，讓自己永遠找不到。

另一種情境是，我們確實找到靈魂伴侶了，卻不想和對方住在一起。如果你已經獨居一段時間了，要和另一人同居其實是有難度的。因爲你會看到對方抓屁股、吃東西時打飽嗝的樣子！

如果你在有伴侶的情況下帶著潛藏的信念編程，可能會難以成功維持感情。因爲你會和對方吵架，或創造出破壞感情的情境，來避免對方和你靠得太近。你可能會擔心，萬一自己放下這種保持距離的戒心，結果對方卻離開你？或者萬一對方離開人間，留下你一人該怎麼辦？

如果你有這些擔憂，別難過，多數人都會這樣想。想尋覓靈魂伴侶的很多人，其實是抱著寧願「找找看」的心態，而沒有「眞的想要找到」對象。也有些人潛藏的信念系統，會讓他們在還沒開始找對象前就先阻止他們了。

靈魂伴侶方面的信念

以下會列出針對「性事」「感情關係」「自我形象」以及「靈魂伴侶」等主題的信念，來讓大家做能量測試。請大家明白，我們列出的信念，就像一把打開你潛意識大門的鑰匙，會帶你找到潛藏的其他信念。這些潛藏信念可能會在信念工作的過程中自行浮現，也可能是傳承自遺傳層的信念。

請以正面的信念來取代不再適合你的信念。舉例來說，以「我是受到保護的」來取代「我必須在被需要的狀態下，才會覺得有人保護我」。（本書第一章簡介了挖掘信念和下載感覺的步驟。如果需要了解詳細指引，請參閱《希塔療癒：世界最強的能量療法》和《進階希塔療癒：加速連結萬有，徹底改變你的生命》）。

很多時候，一旦你的潛意識理解到舊有信念已不再適合你，就會開始自動汰舊換新這些信念。

性事方面的信念

請針對以下信念進行肌肉測試：

- 「別人擁有主導我的力量。」
- 「關於我的一切，都掌控在別人手中。」
- 「我必須和人發生性行爲，才能感受到自己漂亮的一面。」
- 「我必須避免性行爲，才能感到安全。」

- 「我在表達性慾的時候，可以安心表現我的各種情緒。」
- 「性是邪惡、骯髒的。」
- 「我是性行爲下的犧牲者。」
- 「我必須放棄自己的身體來安撫他人。」
- 「我利用我的身體來傷害自己與傷害他人。」
- 「我必須自殘才能知道自己還有感覺，才能知道自己還活著。」
- 「我只有在受到傷害的時候，才能感受到性事帶來的愉悅感覺。」
- 「我必須保持冷漠才能表達性慾。」
- 「我在性方面必須表現順從屈服的樣子。」

θ

- 「我在性愛中必須保持主導地位。」
- 「我永遠無法在性事方面得到滿足。」
- 「我將自己的身體當作抵擋他人侵襲我的盾牌。」
- 「我必須無時無刻與人發生性行爲。」
- 「與人發生性行爲是我的職責。」
- 「我可以在性行爲的過程中展現各種情緒。」
- 「男人只想和我發生性行爲。」
- 「女人只想和我發生性行爲。」
- 「性是一件壞事。」

- 「性是邪惡的。」
- 「性等於愛。」
- 「親密關係和性關係的意義相同。」
- 「我是受害者。」
- 「發生性行爲是錯誤的。」
- 「我可以有性伴侶，也可以和上帝保持親近的距離。」
- 「被愛會讓我體內的賀爾蒙激增。」
- 「我可以展現性感魅力，同時保有良好的洞察力。」
- 「我值得擁有靈魂伴侶。」

- 「無論我怎麼做，都不可能找到靈魂伴侶。」
- 「我必須是處女/處男之身，才會有人想和我在一起。」
- 「我是不潔之身，因爲我曾發生過性行爲。」

自我形象方面的信念

- 「我很醜。」
- 「我的頭髮很醜。」
- 「我的牙齒很醜。」
- 「我的身體很醜。」
- 「我在這世上是孤獨的。」

- 「我是無趣的人。」
- 「我太情緒化，以致沒人懂我。」
- 「我了解我自己。」
- 「我總是在抱怨。」
- 「我知道自己想要的伴侶特質。」
- 「我想找遙不可及的人當我的對象。」
- 「我喜歡的人都沒有被我吸引。」
- 「難相處的男人很吸引我。」
- 「難相處的女人很吸引我。」

θ

- 「男人跟我在一起，只是爲了我的錢。」
- 「女人跟我在一起，只是爲了我的錢。」
- 「我會吸引到有施虐傾向的男人。」
- 「我會吸引到有施虐傾向的女人。」
- 「狂野的女人最有趣。」
- 「狂野的男人最有趣。」
- 「好女人會讓我感到無聊。」
- 「好男人會讓我感到無聊。」
- 「只和一個人交往，會讓我感到無聊。」

- 「充滿熱情的人很難相處。」
- 「如果我在感情關係裡感到幸福，我就會喪命。」
- 「我討厭和新伴侶共用錢。」
- 「錢永遠是個問題。」
- 「我必須獨立完成我所做的一切。」
- 「單身比較安全。」
- 「單身會讓我比較堅強。」
- 「沒有人會注意到我。」
- 「沒有人會愛我。」

θ

- 「我和某人談戀愛時，對方即擁有我的一切。」
- 「我在感情關係裡就像一個奴隸。」
- 「我在感情關係裡容易衝動。」
- 「沒有人能給我足夠的愛。」
- 「我會讓伴侶感到窒息。」
- 「我在感情關係裡太會吃醋。」
- 「我如果墜入愛河，就永遠恢復不了原本的狀態。」
- 「情人都很頤指氣使。」
- 「我討厭親密關係。」

- 「我會傷害任何愛我的人。」
- 「爲了和上帝保持親近的距離，我必須單身。」
- 「我必須減重。」
- 「我值得擁有各方面都穩定的伴侶。」
- 「我必須支配我的伴侶。」
- 「我的戀愛對象會試圖控制我。」
- 「我的戀愛對象會試圖控制我的朋友。」
- 「我的朋友會試圖偷走我的伴侶。」
- 「有心理疾病的人會吸引我的注意。」

θ

- 「我會吸引到有心理疾病的人。」
- 「浪漫的感情關係都會以悲劇收場。」
- 「我的感情關係會跟我爸媽的關係一樣。」
- 「我的感情關係會以離婚收場。」
- 「我的伴侶將來會出軌。」
- 「跟我不合的人會吸引我的注意。」
- 「和我爸爸相似的人會吸引我的注意。」
- 「和我媽媽相似的人會吸引我的注意。」
- 「和我前夫／前妻／前男友／前女友相似的人，會吸引我的注意。」

- 「各方面不穩定的人，會吸引到我的注意。」
- 「我就像嫁／娶了跟我父母一樣的人。」
- 「所有女人都一樣。」
- 「所有男人都一樣。」
- 「所有女人都會出軌。」
- 「所有男人都會出軌。」
- 「我討厭異性。」
- 「我討厭男人。」
- 「我討厭女人。」

θ

- 「我有厭男症。」
- 「我有厭女症。」
- 「我討厭感情關係。」
- 「我想避免他人瓜分我孩子的愛。」
- 「我的家人會毀了我的感情關係。」
- 「我的孩子會毀了我的感情關係。」
- 「男人都會接納我的孩子。」（如果你有孩子。）
- 「女人都會接納我的孩子。」（如果你有孩子。）
- 「我能以穩定的情緒狀態看待過往的感情關係。」

- 「這世上沒有注定和我相愛的人。」
- 「好男人會來到我身邊。」
- 「好女人會來到我身邊。」
- 「這世上還有很多美好的人存在。」
- 「會有人愛我的。」
- 「我可以接收另一個人的愛。」
- 「帥哥都很膚淺。」
- 「美女都很膚淺。」
- 「我即使沒有靈魂伴侶，也能讓自己的人生完整。」

θ

恐懼方面的信念

- 「我害怕和另一人分享我的一切。」
- 「我害怕讓人懂我。」
- 「我害怕讓人愛我。」
- 「我害怕付出太多。」
- 「我害怕重新開始。」
- 「我年紀太大，找不到愛情了。」
- 「我害怕照顧另一個人。」
- 「我希望我的靈魂伴侶愛的是我的本質。」

- 「我有能力經營長久的感情關係。」
- 「我得人疼愛。」
- 「不可能有人愛我。」
- 「我抱持希望的時候，造物主又讓我失望。」
- 「我會爲了自己的過錯而懲罰自己。」
- 「我必須放棄做自己，才能好好經營一段感情關係。」
- 「我必須放棄我的身分，才能好好經營一段感情關係。」

懷恨／怨懟方面的信念

- 「我怨懟自己無法和最契合的靈魂伴侶在一起。」

- 「我的靈魂伴侶太晚出現在我的人生，我現在已經和其他人在一起。」
- 「我怨懟自己必須和別人在一起，而不是和靈魂伴侶在一起。」
- 「我怨懟自己必須獨自一人完成人生使命。」
- 「我怨懟自己無法和靈魂伴侶在一起，因爲靈魂伴侶的說法是一個謊言——這世上沒有注定和我相愛的人。」

悲劇方面的信念

- 「感情關係會以悲劇收場。」
- 「如果我全心全意愛著某人，就會發生悲劇。」
- 「如果我找到我的靈魂伴侶，就會發生悲劇。」

• 「眞愛都以悲劇收場。」

與過往的感情關係做精神離婚的處理

很多人即使已經和某人分居或離婚，還是有「仍與此人處於婚姻狀態」的潛藏信念。這樣的信念有可能深植於潛意識，而讓當事者相信擁有這樣的信念編程仍是件好事！

你不一定要和某人結婚，才會以這種方式深深依附對方。很多人與前伴侶的感情羈絆太深，以致即使已經沒有實質的婚約關係，或尚未眞正結婚，潛意識裡卻相信自己跟對方處在婚姻狀態。

其實，精神上還沒和前任斷絕感情承諾的人，多到會讓你驚訝。請針對以下婚姻相關信念，來進行能量測試。尤其是如果你離過婚，請幫自己做能量測試，看看你是否有跳脫爲前伴侶許下感情承諾的狀態。並且幫自己測試看看，你是否跟自己的家人、前男友/前女友或前配偶，有類似婚姻關係的連結。請在你的腦海裡列出你社交圈的每一個人。即使是你對父母與孩子的承諾，都可能被潛意識視爲婚姻方面的誓言。這需要被釋放，才能讓新的感情進入你的人生。請回顧一下你所有過往的感情關係，以及你和這些關係之間的能量羈絆。

如果你能量測試的結果，發現你有「和上帝結婚」的信念，請在上帝、你所屬教會方面建構健康的信念，來釋放與取代這樣的能量。比方說，你可以對上帝和教會保有敬愛之心，同時擁有靈魂伴侶陪伴的空間。

以下列出用以取代舊能量的新信念。或許不一定適合你的情況，但可以給你一個取代舊能量的參考方向。

- 「我和上帝結婚了。」

取代爲：「我和上帝保持連結。」

- 「我和我的教會結婚了。」

取代爲：「我愛我的教會。」

- 「我和我的土地（財產、房地產、住家、農場等等）結婚了。」

取代爲：「我能爲這片土地付出，也能接收土地帶給我的療癒力量。」

- 「我和我的房子結婚了。」

取代爲：「我以最高善的方式擁有我的房子。」

- 「我和我的孩子結婚了。」

取代爲：「我以最高善的方式愛我的孩子。」

θ

- 「我和父母結婚了。」
取代爲：「我以最高善的方式愛我的父母。」

- 「我和前夫處於婚姻狀態。」
取代爲：「我和前夫已經沒有羈絆。」

- 「我和前妻處於婚姻狀態。」
取代爲：「我和我的前妻已經沒有羈絆。」

- 「我和前男友處於婚姻狀態。」
取代爲：「我和前男友已經沒有羈絆。」

- 「我和前女友處於婚姻狀態。」
取代爲：「我和前女友已經沒有羈絆。」

- 「我和初戀帶給我的美妙回憶結婚了。」

取代爲：「我可以再次談戀愛。」

- 「我和我的事業結婚了。」

取代爲：「我知道如何以最高善的方式平衡我的人生。」

感覺方面的下載

以下列出造物主定義觀點的「感覺」，建議大家可以幫自己做下載。這些感覺能改變你對自己的看法，讓你比較容易找到靈魂伴侶。請上七冥想（可參考第24頁），請造物主幫你做以下下載。

θ

親密關係議題的下載

- 「我知道如何與人建立親密關係。」
- 「我知道與人建立親密關係的感覺。」
- 「我知道造物主對親密關係的定義。」
- 「我知道如何被滋養呵護。」
- 「我知道被滋養呵護的感覺。」
- 「我知道如何被傾聽。」
- 「我知道被傾聽的感覺。」
- 「我知道如何傾聽我的靈魂伴侶。」

- 「我知道傾聽伴侶的感覺。」

感情關係與靈魂伴侶方面的下載

- 「我知道無需處於受害角度而度過日常生活的感覺。」
- 「我知道造物主對以下感覺的定義：『我知道接收和接納靈魂伴侶所給的愛是什麼感覺。』」
- 「我可以有性慾、可以覺得自己散發性感魅力，並且仍保有良好的洞察力。」
- 「我知道造物主對以下感覺的定義：『我知道與靈魂伴侶享受性生活的感覺。』」
- 「我知道如何接收與接納靈魂伴侶給我的愛。」

• 「我知道如何愛自己。」

• 「我知道如何和我的戀愛對象溝通。」

• 「我了解造物主對『靈魂伴侶』的定義。」

• 「我知道造物主對『婚姻』的定義。」

• 「我知道造物主對『信任靈魂伴侶』的定義。」

• 「我知道造物主對『疼愛靈魂伴侶』的定義。」

• 「我知道我值得擁有契合的靈魂伴侶。」

• 「我知道我具備『值得擁有契合靈魂伴侶』的可能性。」

• 「我知道自己無需吃醋也能好好過生活。」

- 「我知道如何在被追求時肯定自己的價值，我知道我值得被爭取與珍惜。」
- 「我了解擁有最契合的靈魂伴侶是什麼感覺。」
- 「我了解誰才是適合我的人。」
- 「擁有契合靈魂伴侶是有可能的。」
- 「我知道眞愛與性吸引力之間的差別。」
- 「我已經做好與最契合靈魂伴侶在一起的準備。」
- 「我知道如何幫自己做好與靈魂伴侶在一起的準備。」
- 「我知道如何和另一人共度日常生活。」
- 「我知道一切萬有造物主對於『靈魂伴侶』的觀點。」

θ

- 「我知道『擁有靈魂伴侶』是可能的。」
- 「我知道如何認出我最契合的靈魂伴侶。」
- 「我會成為有愛的靈魂伴侶。」
- 「我了解該如何放下過往感情關係的羈絆能量。」
- 「我了解如何尊重另一人。」
- 「我了解如何與伴侶溝通。」
- 「我了解如何帶著神性的啟發，來愛著我的伴侶。」
- 「我知道如何激發出一個人最良善美好的一面。」
- 「我知道如何向合適的人敞開心房。」

- 「我知道如何對感情關係專一。」
- 「我知道如何接受靈魂伴侶的奉獻。」
- 「我了解向伴侶表達我的感受是什麼樣的感覺。」
- 「我知道該於何時表達我在感情關係中的感受。」
- 「我知道如何表達我在感情關係中的感受。」
- 「我了解在我靈魂伴侶的眼裡，『我是漂亮的』是什麼感覺。」
- 「我知道如何爲我特別的伴侶，展現我眞正的美好特質。」
- 「我了解被另一個人珍惜是什麼樣的感覺。」
- 「我透過一切萬有造物主了解愛的定義。」

θ

- 「我了解愛男人／女人是什麼樣的感覺。」
- 「透過一切萬有造物主，我了解『被伴侶疼愛』的定義。」
- 「我了解被伴侶疼愛是什麼樣的感覺。」
- 「我知道何時該讓伴侶疼愛。」
- 「我知道如何被伴侶疼愛。」
- 「我知道如何在被伴侶疼愛的狀態下，度過日常生活。」
- 「我知道造物主對於『被伴侶疼愛』的觀點。」
- 「我知道『擁有以愛爲基礎的感情關係』是什麼樣的感覺。」
- 「我知道『我無需放棄做自己，也能好好經營感情關係』是什麼樣的感覺。」

- 「我知道『我無需放棄我的身分，也能好好經營感情關係』是什麼樣的感覺。」
- 「我知道如何全心全意地徹底愛一個人。」
- 「我知道如何付出愛。」
- 「我知道如何以最高善的方式處理爭論的情況。」
- 「我知道如何以不需恐懼人生的心態過生活。」
- 「我知道如何在感情關係中不帶罪惡感地生活。」
- 「我知道被伴侶疼愛是有可能的事。」
- 「我知道如何在感情關係裡保有彈性。」
- 「我了解『和伴侶在一起很安心』是什麼樣的感覺。」

- 「我知道不需要支配伴侶，也能和伴侶好好生活。」
- 「我知道自己不需要重蹈覆轍過往感情經歷，也能擁有感情關係。」
- 「我知道如何在談感情的時候，不把戀愛對象當成自己的爸爸。」
- 「我知道如何在談感情的時候，不把戀愛對象當成自己的媽媽。」
- 「我知道如何經營我和靈魂伴侶的感情關係。」
- 「我了解『我愛的是我靈魂伴侶的本質』是什麼樣的感覺。」
- 「無論我的靈魂伴侶會有什麼樣的個人發展與特質，我都明白該如何愛著他／她。」
- 「我了解專一對待靈魂伴侶是什麼樣的感覺。」
- 「我了解被我的靈魂伴侶傾聽是什麼樣的感覺。」

- 「我知道如何引導我的靈魂伴侶發揮他們的最高潛能。」
- 「我知道如何透過我與靈魂伴侶的感情能量來創造豐盛。」
- 「我知道與另一人分享我的一切是什麼樣的感覺。」
- 「我知道如何在這一世創造靈魂伴侶。」
- 「我知道如何擁有與我最契合的神聖人生靈魂伴侶。」
- 「我知道自己不需出賣身體來換取金錢，也能好好度過日常生活。」
- 「我知道自己不需將我的力量交給別人，也能好好度過我的人生。」
- 「我知道我和他人的感受/思想/信念/意見/想法/行爲的差異。」
- 「我知道如何區別我和他人的感受/思想/信念/意見/想法/行爲。」

θ

- 「我知道和自己保持連結是什麼樣的感覺。」
- 「我知道自己不需要誤用他人能量，也能和他人保持連結，同時也明白這樣的感覺。」
- 「我知道造物主對相互依賴的定義。」
- 「我知道如何相互依存，也知道相互依存是什麼樣的感覺。」
- 「我知道不需用任何方式傷害自己，就能好好活著、好好體會一切是什麼樣的感覺。」
- 「我知道以最高善的方式表達性慾是什麼樣的感覺，也知道該如何表達、應於何時表達。」
- 「我知道能夠安心表現出自己性慾的感覺。」

- 「我了解如何捍衛自己的性主權，我不需要被迫放棄。」
- 「我知道如何以最高善的方式，在親密關係中感受自己的力量。」
- 「我知道如何平衡和享受性愛的美好。」
- 「我知道一切萬有的造物主在我享受性時會保護我。」
- 「我知道在性中表達情感是什麼感覺，也懂得如何安全地展現自己的情感。」
- 「我知道如何以及何時以最高善的方式，在性行爲時表達我的想法和說出眞話。」
- 「我知道在最高善的方式中，如何感受並享受性的美好是什麼感覺。」

信念工作的實務做法

以下詳細列出我在課堂上幫男學員進行信念工作的對話過程。大家可從這則示範中，大致了解很多人在感情關係方面會有的潛藏信念。

維安娜：如果你做的顯化能夠改變你的人生並創造你的未來，你會想創造什麼樣的未來？

男學員：我會想創造出四處旅遊和教課的人生，我也想出書。

維安娜：你有看到這些書的內容嗎？

男學員：沒有。

維安娜：你有看到你去哪裡旅遊嗎？

男學員：我看到自己在英格蘭和印度。

維安娜：你還想顯化什麼事？

男學員：很美觀的家，而且不只一棟。

維安娜：好，請閉上眼睛，想像你在其中一棟美觀的家。想像你活在一個四處旅遊、教課的世界，而且住在你最喜歡的房子。在這樣的顯化裡，你覺得最糟會發生什麼事？

男學員：最糟就是在旅遊的時候得離開家。我一想到這裡，就會浮現悲傷的感覺。

維安娜：你已經擁有好看的房子也環遊世界。爲什麼會悲傷呢？

男學員：我想原因在於，我認爲這個家是一個平靜的避風港，可是我爲了該做的事而不得已離家。

維安娜：所以你的意思是，你想做的那些事情是一種負擔嗎？

男學員：不是，雖然我喜歡做那些事，但這是一把雙面刃。因爲我必須離家才有辦法去實現那些事，而無法待在我的避風港。

維安娜：好，如果你顯化成功，最糟會發生什麼事？

男學員：我不明白，我就是坐在屋子裡一直哭。

維安娜：這個顯化並沒有讓你變得開心。爲什麼無法讓你開心呢？

男學員：我不知道。

維安娜：請閉上眼睛，讓你自己回到剛剛做顯化時的許願情境裡。你身邊的每個人對於你擁有的這些成就，有什麼樣的想法和感受呢？

男學員：他們跟我有種疏離、斷聯的感覺。

維安娜：你有和他們斷聯嗎？

男學員：沒錯，我有這麼做。

維安娜：你在那間又大又美的房子裡，感覺孤獨嗎？

男學員：大概是吧。

維安娜：這是你哭的原因嗎？請閉上眼睛思考一下。你有兩棟美麗的房子要照顧，而且到處旅遊。生活在這樣的實相裡會帶給你什麼樣的感受？

男學員：我覺得孤獨。

維安娜：所以你覺得孤獨，你完全沒有任何對象可以分享這樣的生活嗎？

男學員：不好意思，我眞的沒有看到任何人出現。

維安娜：你的意思是，本來出現在你生活裡的人已經不再出現了嗎？他們因爲你的成就而完全和你斷聯了嗎？

男學員：我覺得他們多數人好像無法再以感同身受的心情和我相處。

維安娜：你想要這些人出現在你的生活裡嗎？

男學員：我希望留下某些人就好。

維安娜：你失去了所有人，還是只是某些人？

男學員：我失去了某些人。雖然跟某些人還有聯絡，但他們也要顧及自己的生活，沒有時間陪我。

維安娜：你實現了自己的夢想，卻感到孤獨。請跟著我念，來測試信念：

「如果我實現夢想，我就會孤獨一人。」

男學員：如果我實現夢想，我就會孤獨一人。（能量測試結果爲「是」）

維安娜：你似乎有這樣的信念編程。請再跟著我念，來測試另一條信念：「如果我很豐盛，我就會孤獨一人。」

男學員：如果我很豐盛，我就會孤獨一人。（能量測試結果爲「是」）

維安娜告訴全班學員：我現階段還沒有要拔除任何信念編程，我只有先和他聊聊這些信念。如果我開始隨機拔除信念，會永遠找不到底層信念。

（對男學員說）：我們開始找到線索了。我現在要找出你有這種感覺的原因。你覺得這是你的某種預感，還是這是眞相？

男學員：什麼意思呢？

維安娜：我的意思是，如果你擁有了這一切，你眞的會孤獨一人嗎？這個情況眞的會發生嗎？

男學員：我覺得不會，我只是現在有這樣的感覺。

維安娜：好的，那麼你爲什麼會這樣覺得？

男學員：因爲我一直都有這樣的感覺。

維安娜：你一直都覺得很孤獨？

男學員：對。

維安娜：一直都這樣是嗎？好，那麼你爲什麼會覺得孤獨？

男學員：因爲無論我處在什麼樣的感情關係，當我談感情的時候，我一直都是孤單的狀態。

維安娜：我發現你在做「兩棟房子和四處旅遊」的顯化時，沒有提到感情關係。現在提到還蠻有趣的。

男學員：可不是嘛……

維安娜：好，請你跟著念這一句來測試信念：無論我處在何種感情關係、感情經營得好不好，我都還是孤獨一人。

男學員：無論我處在何種感情關係、感情經營得好不好，我都還是孤獨一人。（能量測試結果爲「是」）

維安娜：好的，那麼為什麼你會這樣覺得呢？

男學員：因為我曾試著交心談感情的對象，跟我的觀念都不一致，或是我們嚮往的人生方向總是不同，或者追求也不一樣。

維安娜：你知道擁有一段良好的感情關係是什麼感覺嗎？你知道如何創造出良好的感情關係嗎？

男學員：也許我不知道吧，因為我沒有擁有過良好的感情關係。

維安娜：請跟著念這句話來測試一下信念：「我總是會吸引把我拉到錯誤方向的人。」（能量測試結果為「是」）好，那麼你交往過的女朋友都會跟你唱反調嗎？

男學員：不是，她們就是和我不一樣罷了。

維安娜：請跟著念這句話來測試一下信念：「我知道如何吸引和我相似的對象。」

男學員：我知道如何吸引和我相似的對象。（能量測試結果為「是」）

維安娜：那麼你希望你的對象有什麼特質呢？

男學員：其實我也不知道。某種程度上，我認爲我知道自己喜歡什麼，但最終才發現我一直都不清楚自己到底喜歡什麼。

維安娜：那是不是能以下載的方式，教會你「清楚自己要什麼是有可能的」呢？

男學員：好。

維安娜：我們以下載的方式，來教會你「清楚自己要什麼、知道如何吸引到契合且能一起成長的靈魂伴侶，都是有可能的」，你願意接受下載嗎？

男學員：願意。

維安娜：我幫你下載「能夠在無需感到孤獨的狀態下生活，而且這麼做是有可能的。」你剛剛說你和那些對象不同，你的意思是你會主動遠離她們，還是你們就只是不一樣，而對方不了解你，還是說你是害怕孤單一人？

男學員：大概是我會害怕孤單一人。

維安娜對全班說：他現在處於「沒有女人想跟我在一起，那我也不要跟她們在一起」的狀態。

（對男學員說）：請跟著念這句話來測試一下信念：「我孤單一人會比較安全。」

男學員：我孤單一人會比較安全。（能量測試結果為「是」）

維安娜：你想透過下載的方式，知道「你可以安全地待在你的世界」是什麼感覺嗎？

男學員：好的。

維安娜對全班說：我幫他做「我知道我可以安全地待在我的世界」的下載時，他出現惶恐的表情。通常做下載後，個案應該會有感覺很棒的驚嘆心情。但是他看起來不太喜歡這個下載。

（對男學員說）：好吧，那麼你覺得孤單會比較安全，爲什麼呢？

男學員：因爲我就不會受傷。

維安娜：所以，如果你孤單一人就不會受傷，爲什麼呢？

男學員：爲什麼？嗯……我不知道。

維安娜：你有這樣的感覺多久了？

男學員：好像永遠都是這樣。

維安娜：所以覺得這種孤獨感是「永遠」的，原因在於孤獨會比較安全。請跟著念這句話來測試一下信念：「孤獨才安全。」

男學員：孤獨才安全。（能量測試結果為「是」）

維安娜：好，但是這個想法不需要永遠持續下去。你想透過下載的方式，知道你能有安全感地和他人分享生活是什麼感覺嗎？

男學員：好。

維安娜：如果有人眞的了解你的內心世界，最糟會發生什麼事呢？

男學員：他們會離開我。

維安娜：所以你眞的覺得他們會就此傷害你和離開你。請跟著念這句話來測試一下信念：「如果他們眞的了解我，就會離開我。」

男學員：如果他們眞的了解我，就會離開我。

維安娜：抱歉，我剛說的信念編程不正確。請跟著念這句話來測試一下信念：「如果他們眞的懂我的心，就會離開我。」

男學員：如果他們眞的懂我的心，就會離開我。（能量測試結果爲「是」）

維安娜：你這麼想的話，別人該如何愛你呢？你覺得孤單比較安全，因爲如果有人離開你，會讓事情變得更複雜，所以還是一個人比較好。你想透過下載的方式，知道讓別人留在身邊是什麼樣的感覺嗎？還是你覺得他們離開你比較好？或是你都強迫他們離開你？

男學員：我沒有這樣想。

維安娜：誰已經離開你了？

男學員：喔，我媽算是離開我了，但她沒有過世。

維安娜：這對你來說有什麼意義？

男學員：我不懂你的意思。

維安娜：她如何離開你的？

男學員：她從不認同我，讓我覺得她形同離開了我。這種相處模式從我還小的時候就開始了。如果我沒有給出她想聽的答案或回應，她就真的已讀不回、不想再對話地轉身就走，跟五歲小孩生氣的反應一樣。很多時候，我完全無法和她交心。當我是青少年的時候，這樣的互動模式會繼續以不同的情境上演。

維安娜：雖然你已經盡力在設法經營關係，但她們仍離開你……是所有交往過的對象都這樣，還是只有你媽媽這樣？或者是你在乎的所有女性都這樣對你呢？

男學員：對，差不多是你說的這樣。

維安娜：你想透過下載的方式，知道如何與另一人交心、如何重視自己存在的價值、如何讓他人以尊重與愛的方式對待你，而且這一切都是可能的，好嗎？

男學員：好。

維安娜：你現在有什麼樣的感覺呢？

男學員：我感到悲傷。

維安娜：這個悲傷程度，有讓你比較能夠接受，或是比較沒有那麼痛苦了嗎？

男學員：呃……是一種哀慟的悲傷。

維安娜：你小的時候一定因爲無法和媽媽交心而感到傷心。我們是不是能透過下載來教會你，你在身心靈層面上能與他人交心與建立關係、你可以全然地眞心與身邊的人建立深厚感情、你可以吸引到鼓舞你且忠誠的朋友，好嗎？

男學員：好的。

維安娜：也幫你下載，你知道對他人忠誠是什麼感覺、你能夠讓他人對你忠誠且與你建立感情，而且這麼做是安全的、你能吸引到值得信任且不會像五歲小孩般鬧脾氣的人，好嗎？

（對全班說）：大家別誤會，像小孩一樣表達情緒不一定都是壞事，有時候是好事。

（對男學員說）：關於如何應對對你置之不理的人，你想知道如何處理這樣的情況嗎？

男學員：好，我想知道。因爲回想起來，媽媽出現那些不理會的反應時，我才五歲，我完全不知道該怎麼反應……

θ

維安娜：更早以前還有發生過嗎？

男學員：或許有，但五歲的時候是我第一次意識到自己被錯待，而且覺得很受傷。

維安娜：好的，我想請你回到五歲的那個時間點，觀想成年狀態的這個你，站在小時候的自己身邊，請去抱抱那個小男孩。然後閉上眼睛做顯化。在你想顯化的畫面裡，你交往的對象了解你嗎？

男學員：她了解我。

維安娜：你了解她嗎？你還喜歡她嗎？

男學員：應該算了解也喜歡她。

維安娜：請閉上眼睛。她會和你一起旅遊嗎？

男學員：有時候會。

維安娜：旅遊的時候，你覺得有她在比較好嗎？

男學員：有時候。

維安娜：好，那你們都能接受這樣的相處狀態嗎？

男學員：可以接受。

維安娜：你有覺得這樣的感情關係更真實了嗎？

男學員：有。

維安娜：好的。那麼來看看你顯化畫面裡，出現在你人生的朋友。他們是你以前就認識的朋友，還是是新朋友？

男學員：有些人是我現在已經認識的朋友。

維安娜：很棒！你有什麼感覺呢？

男學員：我心情好很多——覺得比較開心，也覺得很多事情比較唾手可得了。是的，這些顯化有越來越眞實的感覺。

維安娜邊點頭邊說：沒錯，確實會有越來越眞實的感覺。

（對全班說）：所以，我們剛剛處理了兩個主題，分別是「如果你人生中擁有這一切，最壞會發生什麼事」，以及「如果你很豐盛，大家會對你有什麼樣的感受」。他感受與接收愛的能力受阻，跟金錢、房子或旅遊完全無關。他的阻礙在於不想孤單一人待在大房子。也因爲如此，他過去無法創造出一間大房子。現在他有人可以分享，就有辦法創造出來了。我們再來看看他的其他信念。

（對男學員說）：請跟著念這句話來測試信念：「如果我顯化出我想要的一切，我會孤獨一人。」

男學員：如果我顯化出我想要的一切，我會孤獨一人。（能量測試結果爲「否」）

維安娜對全班說：那麼大家還會想要測試他的什麼信念呢？

θ

其他學員：我會想看看他是否知道如何創造良好的關係。

維安娜：請跟著念這句話來測試信念：「我知道如何創造良好的關係。」

男學員：我知道如何創造良好的關係。（能量測試結果爲「是」）

維安娜：（對全班說）他現在知道如何創造良好關係了。（對男學員說）請跟著念這句話來測試信念：「我知道如何吸引與我契合的人。」

男學員：我知道如何吸引與我契合的人。（能量測試結果爲「是」）

其他學員：我想測試看看，他是否相信確實有與他契合的人存在。

維安娜：請跟著念這句話來測試信念：「有與我契合的人存在。」

男學員：有與我契合的人存在。

維安娜：（對全班說）好，他的大拇指、食指和中指緊扣而沒有鬆開❶，表示測試結果爲「是」，他相信這世界上確實有與他契合的人存在。我們接下來要測試「我是值得被爭取與珍惜的人」這條信念。

男學員：我是值得被爭取與珍惜的人。（能量測試結果爲「是」）

維安娜：好，請跟著念：「我知道如何與他人建立關係。」

男學員：我知道如何與他人建立關係。（能量測試結果爲「是」）

譯註：
❶此為前文所提，實體課可使用的能量測試方法之一。

維安娜：請跟著念：「我知道如何與我在乎的女性對象建立關係。」

男學員：我知道如何與我在乎的女性對象建立關係。

維安娜：請跟著念：「如果女性對象看見我的眞心，就會想要逃離我。」

男學員：如果女性對象看見我的眞心，就會想要逃離我。（能量測試結果爲「否」）

維安娜對全班說：他還需要更多的信念工作嗎？或許，但這已經可能讓他找到豐盛與愛了，因爲這兩者的本質其實相同。

【第二部】

追尋靈魂伴侶

5
做好迎來靈魂伴侶的準備

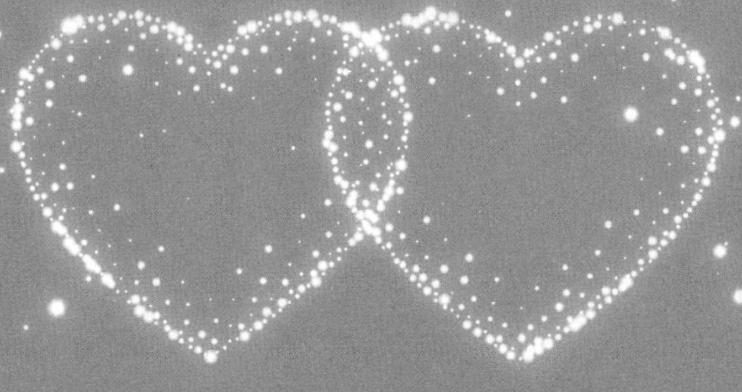

很多人都在尋找他們的靈魂伴侶。有時候，尋找的過程比達成目標更重要。尋找靈魂伴侶的時候請謹愼爲之，因爲我看過有人對這樣的尋找上癮，心神總是放在尋找靈魂伴侶的部分。

人類一直在進化，能夠選擇的靈魂伴侶比以往多很多。我們可能會有形形色色的好幾十位靈魂伴侶，也可能會有超過一位的契合靈魂伴侶。那麼我們該如何確保自己吸引到最契合的人呢？

信任宇宙的神聖力量

大家應該要處理「相信宇宙會讓你和靈魂伴侶相逢」方面的議題。找尋靈魂伴侶並無妨，但如果演變爲類似強迫症的行爲，這樣的尋找就變成只注重目標而沒完沒了，就好似沒有起點也沒有終點的聖盃追尋之旅。但是，尋覓靈魂伴侶的重點應該是專注於過程，而不是只追求結果論。

你可能會開始習慣將「找不到靈魂伴侶」掛在嘴上，而顯化出這件事。因為你每天都在告訴潛意識「我找不到我的靈魂伴侶」「這世上沒有適合我的人」，並且不斷追問「為什麼我還找不到靈魂伴侶？為什麼我被遺忘了？」這些負面想法和措辭，都無法讓宇宙創造出讓你遇見最重要對象的情境。

很多人會問這個問題：「我的靈魂伴侶在哪裡？」

但對多數人而言，這個問法的方向不正確，而是應該這麼提問：

- 「何謂靈魂伴侶？」
- 「我想和什麼樣的人在一起？」
- 「我能為這個特別的人提供什麼？」
- 「我和靈魂伴侶在一起後，我會如何經營感情？」

愛自己，才有能力愛他人

靈魂伴侶對待你的方式，取決於你如何看待自己。可以是兩人開心相處，又或者讓你在情感上傷痕累累。如果你尚未達到能夠眞正愛自己的狀態，可能會經歷充滿斥責的靈魂伴侶關係。

一旦你開始愛自己，你的心輪會產生一股特別的能量，進而帶動你的臍輪來召喚契合的靈魂伴侶。

當你開始召喚契合的靈魂伴侶時，這股活躍能量也會吸引到其他人。不是每個受你吸引的人都會是你的靈魂伴侶，也不是每個靈魂伴侶是與你契合的對象。

要吸引到契合的靈魂伴侶，最佳方法就是先愛自己，爲自己的本質感到自豪。當你了解自己也愛自己，就等於做好了迎接最契合靈魂伴侶的準備。你個人的成長程度，最終會決定你從一切萬有能量中吸引到的靈魂伴侶。

很多人認爲，要先找到靈魂伴侶才能讓自己變得完整，其實不然。我們都必須先有能力讓自己完整。兩個人如果要眞正達到契合的狀態，彼此一定都要先愛自己，再從這樣的自我疼愛產生發自內心的幸福感，進而往外拓展渲染靈魂伴侶，彼此的能量才能眞正契合。

很多人一直以索求的心態來找尋最契合的靈魂伴侶，卻因爲討厭自己而未意識到自己還沒做好迎來靈魂伴侶的準備。大家一定要先愛自己才行。

以自我為中心而不自知

我常在個案與學員身上看到另一種情境：當他們終於找到靈魂伴侶，就會把焦點都放在自己身上，完全沒有設想另一半的立場。這樣的心態很難建立一個平

θ

等有愛的感情關係。伴侶之間應該要能自在地敞開與分享自己的工作、喜好與不喜歡的事物，並且可以在有慰藉與安全感的情況下，展現自己個性的不同面向。彼此應該要能自在分享最深層的那個自己，否則這樣的感情關係只是建立在虛假的表象，也就是僅以某一方的期待和需求爲主，而非考量雙方立場與感受。

請捫心自問，你能爲這段關係帶來什麼樣的回饋？爲什麼你是值得靈魂伴侶爭取與珍惜的對象？你有什麼樣的特質會讓別人想跟你在一起？

如果你想不出任何答案，就必須好好處理這些問題。而你對宇宙發出的訊息，應該調整爲「我希望對方擁有〔某特質〕，而且我也具備〔某特質〕來回饋這段感情。」

請寫下你希望靈魂伴侶擁有的三項特質，以及你能回饋對方的三項特質。

保持警覺，隨時準備行動

你隨時都能找到靈魂伴侶。請記得，靈魂伴侶不只一人，你總是能夠在這一個時空的人生裡創造一個新的靈魂伴侶。

然而，我們許多人所尋找的已經是更深層次的東西。我們在尋找一種深沉且難以抑制、彷彿已熟悉的前世姻緣又能永遠與我同在的愛情，一個可以互相傾訴彼此想法和感受的特別對象。我們會想找到能伴自己走過一生、甚至到來世的對象，希望這段感情能永流傳。不過，這樣的期盼可能會有點棘手。

當你透過靈通感知力來提問靈魂伴侶的相關問題時，重點在於正確詮釋你感受到的訊息，並且運用在生活中。有些人會問宇宙的神聖能量：「我何時會遇見我的靈魂伴侶？」然後得到一個日期或時間的訊息。有時那個日期和時間點已經過了，他們卻沒發現自己其實已經和靈魂伴侶擦肩而過。原因在於，他們提問後所得到的訊息，是在傳達遇見靈魂伴侶的可能時間點，以及可能的相識方式。雖然神聖訊息會指引我們，但我們自己必須保持警覺，並且採取合適的行動，才能讓一切水到渠成。

比方說，你可能會問造物主「我什麼時候才會遇見靈魂伴侶」，而得到這樣的訊息：你會在十二月二十二日遇見戴著紅色帽子的靈魂伴侶。等到十二月二十二日過了，你覺得自己並沒有遇見戴紅帽子的人。但你可能沒注意到，你在十二月二十二日參加了一場聖誕節派對，扮演聖誕老人的那個人就是戴著紅帽子的人呀！這個人就是你的靈魂伴侶，而你完全忽視他，然後你可能會在四個月後才驚覺：「喔天啊，原來他是我的靈魂伴侶！」

雖然你獲得了正確的訊息，卻沒有問夠問題。如果你對訊息感到疑惑，請繼續詢問造物主。

此外，收到訊息後，請做好採取行動的準備。我知道很多人收到的宇宙神聖訊息都是應該要搬離目前居住地，才能遇見最契合的靈魂伴侶。可是他們都不願搬離，所以結果就是遇不到最契合的靈魂伴侶。

你準備好採取必要行動，與那個特別的人在一起了嗎？

保持耐心

請別對造物主下最後通牒

很多人在尋求靈魂伴侶時，如果靈魂伴侶沒有立即現身，就會習慣責備造物主。他們會對造物主產生怒氣，好似這是造物主的錯，而不認爲很有可能是自己某些缺點造成的。

另一個常見錯誤，就是以「最後通牒」的心態對造物主頤指氣使。很多人下指令的時候會說：「造物主，我要求（而非請求）祢現在就讓我擁有靈魂伴侶。」或許他們做顯化時不是採用這樣的措辭，但他們確實散發頤指氣使的能量。而請求顯化某願望的重點，就在於那個心態所散發的能量。

我做過上千次的解讀，發現靈魂伴侶出現時機方面的問題都伴隨一個共同現象。我來舉例向大家說明。

有位女性個案問我：「我的靈魂伴侶在哪裡？我現在就要擁有他！」

我告訴她：「好的，我來看一下你的未來。」

我上七去看她的未來時，發現她的靈魂伴侶還沒做好談感情的準備。

所以我跟她說：「你的靈魂伴侶目前狀態還不是很穩定。至少還要再一年他才會準備好。不過，從現在算起的兩年內，他的生活會變得更穩定，進而眞心想要談感情。」

女性個案很失望地說：「喔，但是他現在就必須爲我做好準備！」

她無視我的建議，然後開始以強求的心態，每天都在命令造物主：「我現在就要和他在一起！我現在就要和他在一起！我現在就要和他在一起！」

幾週過後，造物主終於應允她。

這眞的是這位個案要的結果嗎？當然不是！但是因爲她做出這樣的命令，雖然找到了靈魂伴侶，可是相遇時機太早，對方還是一個胡說八道的白癡！不過她沒有因此受阻，因爲對方是她眞正的靈魂伴侶，所以她無法抵擋對方的魅力而深受吸引。

因此他們相識了，但對方正在處理離婚的事，情緒顯然不穩定。而她開始責怪造物主。她向造物主抱怨：「這完全行不通！」

造物主的回應則是：「如果以『烤蛋糕』來比喻他，假使你當初沒有強求讓他這塊蛋糕提早出爐，你就不會需要面對他情緒不穩的時期。他原本需要兩年的沉澱時間，如果你當初願意等待，他就會是一顆準備好與你相遇的美好蛋糕。」

由於當初女方沒有耐心而急於在一起，因此這對情侶接下來的一年，都面臨著各種不穩定的情境，直到生活裡的一切終於迎刃而解。

這位個案應該聽從我的建議，但是很多時候，感情方面的事卻讓人難耐，不是嗎？

那造物主爲什麼要讓這位女性如願呢？對造物主而言，重點在於學習的過程，無論學習經驗是困難抑或輕鬆，一樣都是學習，沒有分別。學習經驗會是艱難還是順利，最終選擇還是操之在己，因爲我們一直都有自由意志。

只要有人會對造物主「下最後通牒」，表示他們的性格特質很有可能有某種匱乏。一般來說，他們可能眞的害怕造物主會應允自己的祈求。所以一旦祈求實現了，這一切就都是造物主的錯，而不是他們自己的錯。

檢視你的信念

我們已經講述過信念工作的重要性。人會彼此吸引，是因爲共有的負面與正面信念使然。因此，請盡可能地多清理負面信念，並且幫自己做感覺方面的下載，才有可能吸引到最適合你的對象。

而「生理疾病」方面的信念，也會阻礙你尋得靈魂伴侶。

靈魂伴侶和疾病的關聯

有些人之所以無形中對生理疾病產生依附感，是因爲他們的內心深處害怕改變和個人成長。在某些情況下，有些人會過度依附自己的疾病，以致無法吸引到靈魂伴侶，因爲一旦有了靈魂伴侶，就表示生活會出現重大轉變。如果是這樣的情況，此人還是會維持罹病狀態，而不會採取任何方法來讓自己的病情好轉。

假如你有「樂極生悲」的信念，大腦也會讓你維持生病的狀態。你可能會有「如果我開心地談戀愛，對方就會離開我或傷害我」的信念編程，所以你可能就會吸引到不契合的靈魂伴侶。

你的大腦會因爲愛護你而維持這樣的信念編程。所以在很多情況下，找出疾病是以何種方式在爲你效勞是很重要的。如果你能清理這樣的能量，你就能理解你不需要害怕改變也能開心度日，進而找到你的靈魂伴侶。

請問問自己，如果你找到了靈魂伴侶，會發生什麼事？也許你會感到開心且充滿喜悅。那麼請再繼續問問自己，當你感到開心且充滿喜悅的時候，會發生什麼事呢？

保持正能量

這世上每個人都會有適合的伴侶。當有人跟我說他註定孤單時，我會叫他去超市觀察周圍的人。他會看到很多情侶，有些還算像是人類，而有些……就不太確定了！如果這些人都能找到另一半，那麼任何人都可以！

如果你向宇宙傳遞出「這世上沒有適合我的人」的訊息，你就顯化不出對象。而你眞正要顯化的是正能量的人。

練習7

顯化正能量的人

1. 請將意念集中在心輪，觀想意念通往同為一切萬有能量的大地之母。

2. 觀想這股能量從腳底往上蔓延到頂輪而形成光球，並將你的意識投射到星辰之外，直達宇宙。

3. 超越宇宙之後，再穿過一道道光層、穿過金色光層、穿過果凍物質般的法則層，最後進入珍珠般散發著彩虹閃爍色澤的白光，也就是第七界。

4. 請對你的潛意識下指令，並向造物主請求：

「一切萬有的造物主，我下指令，請讓我吸引到志同道合的人。謝謝，完成了，完成了，完成了。」

5. 請見證你未來的生活裡出現志同道合的人。

6. 完成之後，請想像以第七界的能量淨化全身，並且保持連結。

我會在下一章內容，教大家顯化靈魂伴侶的方法。做這方面的顯化時，請透

θ

過一切萬有造物主的能量來向宇宙傳送出「請以最高善的方式，讓我遇見最契合的靈魂伴侶」訊息。如此一來，你才更容易找到在心智、性事、靈性面、外表和情感等面向都與你契合的人。

不過，「最高善的方式」並不總是最輕鬆的。在你追尋靈魂伴侶的過程中，可能會經歷某些耐人尋味的時刻……

6
顯化靈魂伴侶

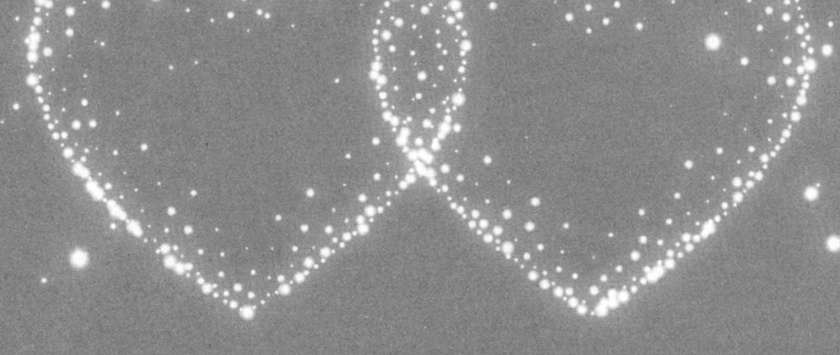

θ

如果你想顯化靈魂伴侶，首先你一定要很肯定這是你眞心想要的。你準備好和另一人分享生活了嗎？問問你的心，你是否眞心準備好和另一半分享大小事？你想找尋的是靈魂伴侶還是工具人？

如果你得到了你想要的，最糟糕的事情會是什麼？你是否會有「不配得到」或者「擔心願望實現之後，是否要承擔什麼狀況」等念頭？請處理會讓你浮現此類念頭的信念。

如果你請造物主向你顯現會遇見靈魂伴侶的地區，你是否確定自己做好搬到該地區的準備？

如果你擁有了靈魂伴侶，你準備好花時間和對方經營感情嗎？如果單一伴侶關係讓你感到乏味，或許是因爲你沒有一夫一妻制的基因（並非每個人都有此基因，請參閱第十章。）

剛剛討論的問題都和顯化靈魂伴侶有關。因此，儘管你可能覺得自己做足準備，也請問問自己以下問題：

- 你現在想要的是靈魂伴侶，還是一個作伴的人？
- 你是否有能夠爲對方付出的任何特質？
- 爲什麼你值得他人爭取與珍惜你？
- 你對異性有什麼了解？
- 你是否有學習的意願，也認同學無止盡的觀念？
- 你知道自己值得實現夢想嗎？

θ

清楚自己要什麼

一旦你確定好自己已經做好顯化靈魂伴侶的準備，你就要很清楚自己到底要什麼。上七向造物主做出靈魂伴侶的請求時，指令內容一定要很具體。例如明確說明性別，甚至是物種，因爲如果你的指令是「希望能有無條件愛你的對象」，你可能會得到一隻狗。

- 你希望擁有富有的靈魂伴侶嗎？
- 你希望靈魂伴侶是單身或已婚的狀態？
- 你希望靈魂伴侶和你分享他的財富嗎？

很多人會針對靈魂伴侶需具備的條件，來寫下一長串的清單。我知道大家會寫下自己能想得到的各種特質，卻忘了最重要的事：那就是靈魂伴侶要能與自己契合，而且必須彼此相愛。

不要顯化完美的靈魂伴侶，因爲這樣的對象有可能過於完美。請記得，顯化與你最契合的靈魂伴侶。

如果你比較注重性關係忠誠度的部分，請具體寫下靈魂伴侶必須擁有一夫一妻制的基因。

以下練習能幫助你釐清自己要什麼，而一樣重要的是，自己有哪些特質能回報與經營這段感情：

清楚你想要的靈魂伴侶特質

1. 請列出你希望靈魂伴侶擁有的四種特質。
2. 可詢問別人對於重要特質的看法，並參考他們所想的兩種特質來列入你的清單。
3. 寫下你自己能透過哪四種良好特質，來經營這段感情。
4. 列出別人在你身上看到的兩種特質。
5. 列出你希望靈魂伴侶具備的所有特質。

顯化的方法

以下列出幾種顯化靈魂伴侶的方法：

練習 9

召喚與你契合的靈魂伴侶

1. 請將意念集中在心輪，觀想意念通往同為一切萬有能量的大地之母。
2. 觀想這股能量從腳底往上蔓延到頂輪而形成光球，並將你的意識投射到星辰之外，直達宇宙。
3. 超越宇宙之後，再穿過一道道光層、穿過金色光層、穿過果凍物質般的法則層，最後進入珍珠般散發著彩虹閃爍色澤的白光，也就是第七界。

4. 請對你的潛意識下指令，並向造物主請求：

「一切萬有的造物主，我下指令，請讓與我最契合的人生靈魂伴侶來到我身邊，且對方擁有（請列出特質）。謝謝，完成了，完成了，完成了。」

5. 見證宇宙已經將與你最契合的靈魂伴侶送出。

6. 完成之後，請想像以第七界的能量淨化全身，並且保持連結。

請留意以下事項：

- 如果你的指令是「現在就要擁有最契合的靈魂伴侶」，你就會吸引到當下與你最契合的任何人。但長遠來看，此人或許不會是真正與你最契合的人。
- 如果你希望遇見能和你共度餘生的人，指令不能只有「契合的靈魂伴侶」，而是要表明「最契合的神聖人生靈魂伴侶」。

連續十天做顯化

1. 請將你列出靈魂伴侶所有特質的清單，放在你的床邊。
2. 請依照路徑上七，然後在希塔腦波狀態下想像具備所有特質的對象。
3. 請至少連續十天做此顯化。
4. 每天早上，請在冥想的時候，觀想你自己想在這段靈魂伴侶關係裡成為什麼樣的伴侶。

練習11

尋找靈魂伴侶的金字塔練習

以下冥想亦為召喚靈魂伴侶的重要練習之一。我常將此方法應用在我的人生，來幫我吸引各種豐盛。

在這個練習中，我們能運用金字塔的能量來放大顯化效果。

1. 請依照路徑上七。

2. 請下指令：

「一切萬有的造物主，我下指令，請讓我契合的靈魂伴侶進入

我的人生。謝謝，完成了，完成了，完成了。」

3. 請觀想你站在一座巨大的金字塔下方。見證你所下的指令能量被送入金字塔的中心，並且被放大而送往宇宙。

4. 完成之後，請想像以第七界的能量淨化全身，並且保持連結。

7
與靈魂伴侶約會的建議

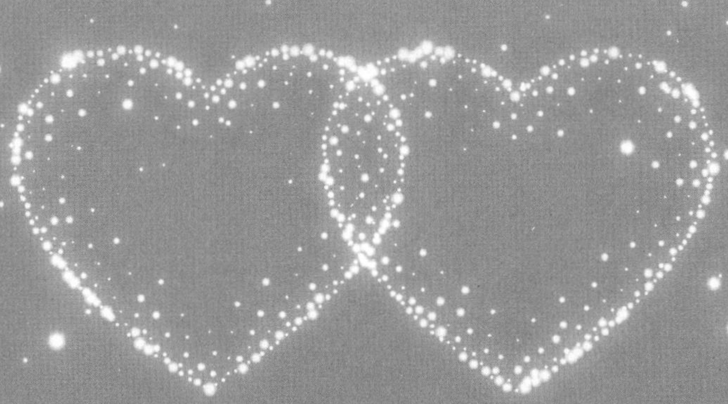

我們將於本章討論找尋靈魂伴侶的實際面。對某些人來說，這些資訊可能顯得多餘，但令我驚訝的是，我的許多個案和學員對感情關係中的簡單細微差別一無所知。

到處都有靈魂伴侶！

一旦你開始召喚靈魂伴侶，你的人生就很有可能同時出現多名靈魂伴侶。這是因爲你向宇宙傳送出「你眞的很愛自己、你已經準備好迎接靈魂伴侶」的訊號。

無論你許下什麼樣的條件願望，無論有多麼困難，都請做好願望即將實現的準備。我記得有一位來我店裡的女客人，她用充滿優越感的口氣說：「我要擁有靈魂伴侶！他必須有男子氣概，但我不希望他看球賽。我要他無微不至地照顧我、幫我按摩腳！我要他和我一起逛街，而且看得懂各種不同的鞋款流行趨勢！」

我心想：我們住在愛達荷州，這裡的男人都是直男！他們喜歡的事物大多不出這樣的排序：打獵、釣魚、運動和女人。有男子氣概的男人相對好找，但如果是想找到能買對女人喜歡的物品、懂義大利鞋款風格的男人——我當時覺得，這個顯化就有點強人所難了。

所以我對她說：「你確定要跟有男子氣概的人在一起嗎？你要不要乾脆找個可以一起從事這些活動的男同志朋友呢？」

她跟我說：「不要，我要跟我的靈魂伴侶在一起！」

因此，她就這麼要求宇宙，也等於將這樣的意念強加在對象的自由意志，而沒有意識到，感情的經營不是只有單方接收一切，自己也要有所付出。任何感情關係裡的施與受，都應該先從靈性層面的交流開始。

雖然我不知道這個女客人後來發生什麼事，但我可以肯定的是，我某次上課分享這個故事時，有一位女學員跟全班說：「我找到我的靈魂伴侶了，他很懂所有鞋款的流行趨勢、喜歡和我逛街，而且依然很有男子氣概！」

據說她的對象是一位來自加州且善解人意的異性戀男子。

關於約會

一旦你認識了一位對象，對方想和你約會，接下來該怎麼辦呢？有些人確實會需要一些約會訣竅的提點。而且以感情觀來說，有的人只想約會，有的人則會想步入婚姻。你是哪一派呢？你屬於婚姻派嗎？想跟另一半以一夫一妻制的方式共度餘生嗎？如果你真心想要步入婚姻，就應該顯化出這樣的實相，而非顯化一連串的約會機會。否則，就會有點自欺欺人喔。

特別是相親／陌生約會的形式，不太能有效達成步入婚姻的目標。還有很多很棒的靈魂伴侶找尋方法，重點在於你得很清楚自己要什麼，才不會向宇宙發送出模稜兩可的請求訊息。

練習12

靈魂伴侶方面的肯定句

為了讓合適的對象來到你身邊，可以試試看念讀以下的肯定句。念讀肯定句，就像是對潛意識和宇宙宣告你的期待。

請連續十天，每晚睡前念讀以下肯定句：

「我每天都以各種方式變得更美好。」

「我允許宇宙以各種方式，讓我契合的靈魂伴侶來到我的身邊。」

「與我契合的靈魂伴侶會在適當的時機來到我的生命中。」
「我變得越來越美好。」
「我會忠於這份愛。」
「我值得擁有這份愛。」
「我值得被爭取與珍惜。」

線上約會

網路帶給我們比以往更好的溝通方式。全世界的人可藉此聊天交流，很多人也會透過約會網站認識對象。起初這個形式看似不錯，有些人也確實在網路上找到真愛。不過，網路約會也會衍生一些問題。

因爲，網友不見得需要表露眞實身分。網路世界會帶有某些形象濾鏡，有心人會利用這個方式來建構某種人設。某些已婚人士甚至藉此發展外遇。

當你終於透過網路而認識到對象，他們眞實的性格特質可能和網路人設相距甚遠。有些人甚至會營造不同性向的形象。

安排見面的時候，一定要注重自己的人身安全。一樣米養百樣人，有些人不一定心地善良。如果你在網路上認識了對象，決定約出來見面，請約在公共場合並找個朋友陪你一起去。

認識初期

無論是什麼樣的認識方式，雙方的內心一定是因爲認同且確信對方是與自己契合的靈魂伴侶，才會發展成感情關係，但是剛開始可能無法很明顯看出彼此互爲靈魂伴侶的跡象。或許會有某一方比對方更早意識到自己已經找到眞愛。

如果你是屬於先覺察到的這類人，重點在於別以過度熱情的方式對待你的靈魂伴侶，以免嚇跑人家。雙方都需要一段時間，才會眞正明白與確認對對方的情感。這主要是因爲過往感情關係的陰影所帶來的恐懼。

我還觀察到一個現象，有很多人會在剛認識的時候，用靈魂伴侶的觀念當作吸引對方的手段。他們會宣稱自己已經在前世認識對方。這種說法幾乎快跟「你是什麼星座？」一樣盛行，至少在某些靈性圈是這樣。

沒有什麼比剛認識的人告訴你「他在前世就認識你，而且是你的靈魂伴侶」更令人不安的了。

約會與性吸引力

當你認識某人而對對方有感覺時，應該先了解一下這個感覺是否眞的意義深遠，還是只是受到對方外貌的吸引使然。雖然外貌吸引力是很強大的本能反應，但不應該與「眞正的靈魂伴侶所產生的情感連結」混淆。雖然神聖靈魂伴侶確實會對你產生性吸引力，但請一定要分清楚荷爾蒙和靈性面的吸引力有何不同。

（不過，話雖如此，我還是聽說過有人和靈魂伴侶維持柏拉圖式的感情關係，而且雙方都樂見其成。）

大多數人不會教孩子適當的約會技巧，學校當然也不會教。而多數孩子也沒有學到「性」與我們的靈性本質有何關聯。我覺得孩子應該要理解，當他們與他人發生性行爲時，會因爲能量交換而在身體和乙太體留下可維持七年時間的印記。

這就是與契合的對象約會何以如此重要的原因。請不要因爲同情或不好意思拒絕對方而約會，也請別把約會當作消遣的娛樂活動。這些約會方式都無法帶來靈性面的成長。

此外，科學家近期發現，發生性行爲後，彼此的DNA會留在對方的體內。以我們現階段的科技發展程度來說，很難知道有多少「DNA交換」的情況會對人體有幫助，但以傳染疾病的角度而言，絕對沒有太大幫助。

比方說，醫界近期發現非洲前陣子爆發伊波拉病毒疫情時，某男性患者即使痊癒，精液仍帶有微量的伊波拉病毒DNA。而此微量病毒DNA的陽性反應一直到三個月後才終於消失。這是因爲生殖系統和人體的其他系統絕緣，病毒和細菌在生殖系統裡就像受到保護，而可以維持較長的壽命，因爲它們可以只生存在生殖系統而不需要留存在血液裡。

女性朋友們，你們值得被爭取與珍惜

我有位女性個案跟我說，她想不通爲什麼男人和她滾床單後就會離開她。女性朋友們，談感情時請別太快和對方發生性行爲。請將自己當成值得爭取、珍惜的禮物，而非戰利品。看到一個有吸引力的人並認爲他們是獎品，這是一個錯誤！好吧，沒問題，只要你像對待他們一樣重視自己就好了。但是，你有什麼樣的特質讓人覺得值得爭取和珍惜呢？你有哪些特質讓人覺得非你莫屬？

切記，你值得被爭取和珍惜，性事就像幫蛋糕錦上添花的霜飾，所以請別凡事都要加上霜飾！你花越多精力在「紅蘿蔔」上（意即不是靈魂伴侶的對象），可連結到靈魂伴侶的能量就會越少。

和某人發生性行爲之前，請確保此人是你想要在一起的對象。請在你深入發展這段感情前，先好好評估了解一下對方。而你不需要對評估潛在伴侶這件事感到愧疚。

男性腦和女性腦

大家約會時需謹記一個重點，那就是男人和女人運用大腦的方式不同。坊間一直都有許多左右腦理論的說法。比方說，男人容易以左腦思考，女人容易以右腦思考。那麼這樣的思考方式會如何影響互動行爲呢？

以男寶寶在子宮裡四個月大的狀態來說，他小小的身體會頓時充滿讓他具有左腦思維的睪固酮。左腦思考的優勢能讓他一次專注執行一件事，進而成爲優秀的獵人、戰士與守護者的角色。這是古老的演化機制。但是到了一九七〇年代，有越來越多的男孩帶著右腦思維特質出世。右腦能量會賦予我們強大的共情能力，並使我們能夠在多個層面上同時處理不同的任務。

每個人的大腦運作方式天生就會傾向右腦或左腦思維。如果女性偏左腦思維，就比較容易和男性相處融洽，卻可能會跟其他女性合不來，因爲她搞不懂她們的想法。而偏右腦思維的男性則較容易與女性合作無間。

無論是異性戀或同性戀的長期穩定伴侶關係，在經營感情的過程中，還是可看出左右腦思維之分的現象。也就是說，無關生理性別，兩人之中一定會有一人負責擔起男性（陽性能量）角色，另一人則擔任女性（陰性能量）角色。

以我和我先生的關係來說，我們的角色有時與普羅大眾的認知不同，是顚倒過來的。因爲我常在眾人面前教課，所以基本上我在夫妻關係裡比較像是「男性角色」。假如我先生對自己的男子氣概沒有安全感，我們的關係就會經營得更辛苦。

爲了適應這種非普羅大眾認知的夫妻關係，我們兩人都因應自己的角色而改變信念。當蓋伊開始跟我說他當天發生了什麼事，我會啟動陽性能量的那一面，立刻試著解決問題，卻沒有體認到蓋伊並不想解決問題，他只是想聊聊而已，就像女人講完就沒事了。我會想試著解決問題，是因爲我每天都扛著許多責任，這樣的思維心境逐漸深層滲透到我們的夫妻關係。不過，我們也不是一直都會這樣互換角色，我們有時依然很像常見的夫妻互動方式。

而男女互動方面的另一個有趣論點是，很多人都說男人無法連結自己的感覺。但我發現男人其實會有很深刻的感覺，只是表達方式和女人不同。我看過有些男人和太太結縭五十年後，當太太過世時，會因爲遭受不了打擊也驟逝。他們似乎無法像女人一樣有辦法調適心情。多數女人在配偶過世後，都能繼續往前、幾年內再婚，並且活出另一個二十年。

雖然兩性之間有許多差異，卻也因爲如此，只要我們善加了解彼此的不同，就能提升與靈魂伴侶之間的關係。關鍵在於訓練大腦維持更良好的平衡，讓右腦和左腦可以協力合作。

練習13

平衡男性腦與女性腦

1. 請將意念集中在心輪，觀想意念通往同為一切萬有能量的大地之母。

2. 觀想這股能量從腳底往上蔓延到頂輪而形成光球，並將你的意識投射到星辰之外，直達宇宙。

3. 超越宇宙之後，再穿過一道道光層、穿過金色光層、穿過果凍物質般的法則層，最後進入散發珍珠般璀璨白光的第七界。

4. 請對你的潛意識下指令，並向造物主請求：

「一切萬有的造物主，我下指令，請以最高善且最適合他／她目前狀態的方式，平衡（某人姓名）的男性腦和女性腦。謝謝，完成了，完成了，完成了。」

5. 此時你的意識需進入此人的能量場。見證此人的男性腦和女性腦以最適合他／她的方式，達到平衡的狀態。

6. 完成之後，請想像以第七界的白光能量淨化全身，並且保持連結。

送愛到子宮內的胎兒

男女都適用此療癒練習。學過希塔療癒的人都用過此方法，因此此單元是爲還沒體驗過的人所設計。

我在靈魂伴侶方面運用此練習的原因在於，有些人不太清楚自己想在靈魂伴侶關係裡體驗到什麼樣的愛。如果他們不理解被父母珍惜、滋養與疼愛的感覺，可能就會試圖在戀愛的時候創造出這類愛的感覺來彌補自己。有些人說，女人初戀的時候會想找特質像自己爸爸的人，男人初戀的時候則會找特質像媽媽的人。

我曾認識一位美女，她覺得她先生就好像集爸爸、朋友與先生的身分之大成。對她來說，先生充當了爸爸的角色，因爲她從未愛過爸爸。但這反而讓先生覺得不舒服，因爲他不想擔任這個角色。而這樣的感情關係有時會讓人不知所措。

我們或許永遠都不會感覺到、永遠不會知道什麼是合適的愛。而童年時期是否被愛，不僅會影響我們的感情關係，也對我們年紀漸長後的整體健康狀態有明顯影響。

得知父母結合受孕的那一刻起就愛著你的感覺，是很重要的一件事。比方說，父母懷下你的時候，當時的生活經歷了什麼事？爸媽發現懷孕的時候有什麼樣的感覺？他們是否想要你這個孩子？是否把你送給別人領養？爸媽是否比較偏心你的其他手足？

有些人出生時，人們可能還沒有像現在這樣使用避孕工具。如果是這樣的情況，媽媽在你出生時是開心還是不知所措？你出生時感受到什麼樣的接納心情？

打從受孕的那刻起，我們就已經能感知周遭的一切，包括媽媽的感受、情緒和信念。媽媽不知如何是好、不想生下孩子和其他壓力等感覺，全都會延續到我們身上，影響我們的去甲腎上腺素和血清素的濃度。有些人也可能原本有雙胞胎手足，卻是最後倖存出生的那一個，因爲以大自然的運作而言，通常只有三分之一的雙胞胎能雙雙存活下來。而獨自出生的雙胞胎有時會有天生的孤獨感。父母如果曾試過墮胎未果，也會對孩子產生影響。

古夏威夷人認為，讓孕婦處在爭論與意見不合的環境裡是不對的。如果有此情況，孩子出生後，夫妻兩人就可能面臨懲罰。他們相信，為了讓胎兒盡量存活下來，胎兒從受孕開始就需要被良好的能量和共振頻率包圍。

你出生的時候，父母兩人都在聊什麼呢？是在充滿興奮與迎接你到來的能量氛圍，還是在爭吵？他們是否歡喜接納你來到這世上？你呱呱墜地時，氣氛是溫暖的嗎？有人將你帶離媽媽的身邊嗎？你有喝母乳嗎？

你的身體都會儲存上述這些記憶。你就像海綿一樣，會吸收周遭的人所說的每一字句。有哪些措辭會讓你覺得自己不夠好、不值得存在、有罪惡感，還是感到美好、以自己為榮呢？為了能夠釋放當時的任何負面能量，並且理解被愛的感覺，你可以施作「送愛到子宮內胎兒」的療癒。

送愛到子宮內的胎兒

1. 請將意念集中在心輪，觀想意念通往同為一切萬有能量的大地之母。
2. 觀想這股能量從腳底往上蔓延到頂輪而形成光球，並將你的意識投射到星辰之外，直達宇宙。
3. 超越宇宙之後，再穿過一道道光層、穿過金色光層、穿過果凍物質般的法則層，最後進入散發珍珠般璀璨白光的第七界。
4. 請收集無條件的愛的能量，並下指令：

「一切萬有的造物主，我下指令，請將愛、滋養、慈悲與接納的感覺，送到（你自己或他人）還在媽媽子宮內的胎兒時期。謝謝，完成了，完成了，完成了。」

5. 請在第七界見證造物主無條件的愛包圍著這個胎兒。可以是胎兒時期的你、你的孩子或是你的父母。請見證愛的能量充滿整個子宮並包覆胎兒，同時清理所有的有毒藥物、殘留毒素和負面情緒，讓愛的能量從此人胚胎時期就開始相伴左右，並且延續一輩子，甚至到生命結束之後。

6. 完成之後，請想像以第七界的白光能量淨化全身，並且保持連結。

8

給女性的建議

θ

姊妹們，如果你有興趣了解，我來告訴大家男性希望伴侶擁有什麼特質……。他們希望伴侶親切、貼心、美好、有愛且有趣，可以陪自己從事很多好玩的事，還能傾聽他們說任何事。他們希望伴侶舉止端莊得體，等到要發生親密關係時，他們會希望伴侶在這種特別時光裡多展現一點激情。

那麼你自己想要什麼樣的伴侶特質呢？很多女性心目中都有喜歡的特定伴侶形象。通常是勇敢、帥氣、聰明、富有、親切、有愛、有包容力，還要有明顯的男子氣概與剛剛好的肌肉。姊妹們，是這樣的，如果他有肌肉，表示他有花時間訓練，並非憑空出現，也就是說，他的生活大概離不開運動、健身和戶外活動！

我跟很多女性談到尋找靈魂伴侶時，她們都會提到一個重複出現的話題：她們都想要伴侶有男子氣概，可是一旦交往之後，又希望鐵漢要有柔情！另一種情況是，如果女性得爲自己的生活做點改變，才能順利和靈魂伴侶在一起，她們通常不太想在這方面下功夫。比方說，她們一邊想和有男子氣概的人交往，一邊只想待在家看電視或逛街購物就好。

你對男性了解多少？如果吸引你的對象是男性，培養自己理解男性心思的能力才會比較容易和男性經營感情關係。

我曾經從事過由男性主導的工作，我發現男性如果是用動物本能的心態看待女性，有時是很惡劣且不入流的。儘管無需多說，我還是得提醒大家：在職場中請不要和多位男同事當砲友，他們才會尊重你，也才能與他們維持良好友誼。

對我來說，我辦得到多數男人會的事（例如開槍和參加搏擊練習），這對我很有幫助。我的射擊技術比多數男人優異，打獵技巧也一樣好。就這樣，我與男性建立了大多數女性所沒有的友情。這些關係給了我所需的洞察力，讓我比較清楚自己想顯化什麼樣的伴侶。

我離婚的時候曾坐下來反思我的處境。我思考了自己的性格特質，想想我希望吸引到什麼樣的伴侶類型。我的結論是，我想和願意與我分享生活的人在一起，我想要一個熱愛戶外活動的人，他不只要體格強壯，也能有浪漫詩意的一面、願意投入心力經營感情，而且和我同爲一夫一妻制的價值觀。而蓋伊完全符合以上條件。

我知道，如果我太拘謹，在戶外環境中一無是處，我就無法和喜歡戶外活動的人在一起。因此我學會一些戶外技能，讓我自己做好吸引到這類伴侶的準備。

我也清楚自己不想當一個予取予求的人，因爲太黏人、太需要關注的能量，反而會將對方越推越遠。我希望自己的魅力足以讓我想要的對象自己來追求我。我不想當主動追求的人，而這是我做過最棒的決定。男女交往前自然會經歷追求的過程，我認爲要秉持「男追女」的原則。如果是女追男，男性通常會感到不解而想脫身。所以，要讓男性對女性產生一定程度的好奇，才有辦法讓他們主動追求女性。這個體悟幫我創造出很棒的伴侶關係。

我剛開始教課時，發現不少女學員會沉浸在自己的小世界裡，表述自己想要的伴侶特質，卻從未努力去找對象。即使有付出努力，她們找對象的場所卻是酒吧。我的意思並不是上酒吧就遇不到好人，但酒吧確實有很多不適合當伴侶的人。以釣魚來比喻吸引異性而言，酒吧並非正確的釣餌，而且通常會釣到錯誤的魚！

除了約會地點以外，女性還要注意一件事，就是有些男性確實會為了發生性行為而口不擇言。我有一位個案曾跟我說，如果他想找人上床，他會去參加教會舉辦的舞會。他說：「我都跟她們保證我愛上帝，有時我也會承諾要娶她們，通常當晚就可以把到女生。」有些個案則告訴我，他們會去生活雜貨賣場勾搭寂寞的家庭主婦，因為不用承諾。

姊妹們，除非你打算嫁給對方，或至少清楚自己有想和對方經營感情關係，否則請不要跟任何人約會。如果你看著對方，心裡覺得這不會是你想交往的對象，那就不要和他約會！別因爲同情或不好意思拒絕對方而這麼做。

我會這麼說，是因爲有些女性很容易爲了不當原因而周旋在感情關係裡。這樣只會拖住自己找到靈魂伴侶的時間。

也請別太輕易陷入而和人家上床。男人喜歡容易「得手」的女人，但不會帶這樣的女伴回家見媽媽。如果你希望男人愛你也尊重你，請別太快給出這個形同獎勵的親密行爲。男人會尊重在這方面設下重重關卡的女人。請明白，荷爾蒙對男人的影響很大，讓他們似乎只想著「回到本壘」這件事。你有責任以客氣的方式拒絕對方。太容易獻身只會傷及你的名譽，而你的名譽非常重要。

如果你在性方面被另一個人吸引，可能是因爲費洛蒙的交換。這些是個體分泌的化學物質，可以引發同物種的成員產生交際反應。費洛蒙的種類很多，會產生各種作用和反應。以我們討論的範疇來說，費洛蒙就像兩人透過身體化學反應來對彼此傳送訊息。

但這不表示「吸引力」這件事完全取決於身體散發出的氣味。女人和男人的生理與心理層面，會基於許多因素而本能地抗拒另一人散發出的迷人氣味。以人類來說，男女之間的化學反應遠超過動物本能的吸引力。

女性朋友們，雖然有些事物可以讓你看出兩人之間產生了化學作用，但也別太忘形。對方主動找你約會，不一定就會帶你回家見媽媽，然後娶你爲妻。

比方說，有人主動找你約會，第一次見面之後，你覺得對方很迷人，但是對方再也沒有打電話約你出來見面。一般而言，這是對方對你不感興趣的跡象，請別試著打電話給他。請克制自己，雲淡風輕地繼續過好你的生活。每天都打電話找對方會顯得迫切或像是在查勤，所以請自行斟酌。當兩人之間產生了真正的化學作用時，一切都會順其自然地發生，他們就會覺得有必要再打電話給你和你見面。

發送正確的信號

如果你向宇宙發送出正確的信號，你的靈魂伴侶就會找到你：

- 請刷牙並保持良好的個人衛生。
- 請穿著得體，既可看得出身材，又不會過度暴露。
- 可佩戴月光石的飾品，能吸引靈魂伴侶來到你身邊。亦有助於做清醒夢❶、增進靈通感知能力，並可安定情緒。

• 選一款特定的香水，每次出門約會都噴上這款香水，這樣你的香味就會在約會對象的腦海裡留下深刻印象。約會結束後，他只要聞到這個香水味就會想到你。老實說，如果女性能常噴香水、保持整體的良好衛生習慣，被約出去的機率會變高。

• 避免聊太多過往的感情關係，而是專注了解你眼前的對象。讓對方自在地表達自己的一切，而非質問對方，因爲質問的態度會讓對方感到難堪。

• 千萬不要告訴對方你認爲他是你的靈魂伴侶，而且你想嫁給他。

❶ 清醒夢（lucid dream）意指人在意識清醒的情況下作夢，在夢中「知道自己在作夢」，甚至可以控制夢裡的劇情發展和場景變化。但此類夢境過多時，可能會影響睡眠品質。

● 了解對方感興趣的事物、喜歡什麼，也請讓你自己保有彈性。如果你有辦法樂於從事或喜歡一樣的事物，就比較有機會能跟對方建立起有共同嗜好的感情。而男性會對女性產生好感的其中一個原因，在於女性願意一起從事他喜歡的活動，反之亦然。這是讓你增進異性吸引力的關鍵。很多人會期待靈魂伴侶全然地愛上自己，還會百依百順，但以現實生活來說，有興趣了解對方的喜好會很有幫助，因為伴侶關係的經營不是你說了算而已。

● 把自己放在一個位置，你想吸引的人可以看到你。如果你的生活圈完全以女性活動為主，就會很難吸引到男性。社群活動是認識新朋友的好地方。如果你的事業無法讓你觸及人群，就往事業以外的圈子拓展交友範圍！不過請記得，你不是要去「主動追求」，而是「吸引」對方來認識你。如果你選擇去熱鬧的地方交際，請記得，喝酒常會讓人卸下道德感的心防。請避免飲酒過量，才能做出正確的決定。

- 切記，一定要培養自己的價值感。雖然要保有「知道靈魂伴侶終將到來」的信心，也應該同時體認到，即使沒有靈魂伴侶，你也會過得很好。
- 很多女性認爲帥哥都很膚淺，其實不然，而且通常只有女性這麼想。
- 其實男方要開口約女方出去是有難度的。有些男性被拒絕後會很玻璃心。不過，你一定要允許男方來追求你。如果他眞的對你有意思，就會來追求。
- 如果你與對方才剛開始交往，請盡量不要批評對方的媽媽。即使他自己先講媽媽的壞話，也請別跟著同仇敵愾。
- 請避免盯上已婚男士。每個人都值得成爲伴侶生命中的第一順位。

θ

• 別試著過度改變男人。女人常會想將男人改造為心中的樣子，而非接受男人原本的樣子。確實人都有成長的空間，但是對某些人而言，「改變」可能是不切實際的。

造物主的定義

在現代社會中，很多女性都認為自己的能力「跟男性一樣好」。我想針對這樣的思維表達一些觀點。如果一位女性可以從事男性主導的職務，而且表現地一樣好，就應該獲得相同的薪資和升遷發展機會。但以靈魂伴侶的層面而言，男女有別的思維其實不成問題。我們在「性解放運動」爭取平權的過程中，忘了自己身為女人的本質，以及身為女人才有的力量。每一位女性都帶有女神能量，我覺得該是時候頌揚女人的本質，以及女人所擁有的力量——包括慈悲、善良的特質，以及撫養小孩與為人母的能力。而女性也會以別人無法做到的方式和能力，來疼愛、照顧自己的配偶。每一位女性都應該要清楚造物主對女人的定義，而且這個定義可以適用於職場和家庭方面。

男人也一樣。在這個日新月異的世界裡，大家常會試著界定男人應該怎樣、又不應該怎樣，也許我們要清楚的是造物主對男人的定義。以造物主的定義來說，男人具有強壯／堅強、保護所愛之人、照顧他人且果斷的特質。

每一種感情關係中，伴侶都會分擔男性（陽性能量）與女性（陰性能量）的角色。男性與女性靈魂伴侶的關係就像互助的搭檔，這表示他們能夠合作互助、運用造物主賦予自己的技能，並培養與發展需要覺醒的能力。

9

給男性的建議

男性朋友們，請問問自己，你們想在一起的女性對象，只需要腳踩高跟鞋、身穿華服般光鮮亮麗地勾著你臂膀，還是能與你分享一切？你是否想找可以和你一起從事戶外活動的伴侶？如果是的話，高爾夫球和壁球是很好的折衷選擇。

如果你想認識好女人，可以去參加身心靈類的講座／課程！我們得在希塔學院外圍種很多樹，以免開車經過的男性會放慢速度，盯著坐在草皮上對練挖掘信念的女學員。有幾位當地男子甚至停在半路，打量來學院上課的某些義大利女學員。大家有所不知，很多男學員來上課的目的是爲了認識女生。但諷刺的是，來上課的女學員則會去打高爾夫球，因爲那是她們認爲男性會聚集的場所！

不過男性朋友們，如果你只是想找人上床，請闔上這本書吧。因爲這本書的中心思想並不主張將約會當作消遣娛樂，所以無法爲你的目的帶來幫助。這本書的重點在於讓自己的情感層面有所成長，才能擁有穩定長久的感情關係。請了解你自己的本質、你想擁有的伴侶特質，並且努力改善自己的不足。只要你有耐心，終將和伴侶回到本壘。

爲了和女性發展感情關係，重點在於好好了解女人——或至少對女性的心態有基本的認識，才有助於了解女性的需求。

以現在的時代來說，女性在所有社會層面的自主程度已逐漸增加。過去曾強加在女性身上的各種控制枷鎖，如今已逐漸瓦解，至少在已開發國家是如此。基於此原因，女人對男人的期待也變得不同。女人曾經希望男人能支持、支援自己，但這已經不再是普遍的觀念了。現在的女性希望男性可以更體貼細心一點，但仍需保有男子氣概。有些男性會覺得這個要求實在不切實際。一般來說，男性需要在擁有「可滿足女性需求的細膩心思」以及「自己的男子氣概」之間，找到折衷的平衡。

某些女性則比較傳統，她們希望伴侶帥氣、強壯，身心和經濟都是穩定的狀態。如果這是你希望擁有的女性伴侶，你就要有物質面的能力來吸引她。

不過，也有女性願意和男性共創生活點滴，前提是男性凡事都要先想到她。任何女人經營感情的時候，都很看重這一點。如果對方有感受到你將她視爲人生中最重要的人，你們的感情發展就會順利很多。假如你以哥兒們爲優先，你們兩個之間就會出現問題。同樣地，比起看重伴侶，你更在意母親也會有問題。

發送正確的信號

如果你向宇宙發送出正確的信號，你的靈魂伴侶就會找到你。我曾幫獨居大半輩子的男性做解讀。我看到他快遇見靈魂伴侶，也如實告知。他半信半疑，說自己已經獨居太多年，生活不太可能再有改變，而且年紀也大到不適合談戀愛了。這樣的想法就是向宇宙發送錯誤訊息的例子。

有一天，這位個案外出遛狗。他因爲狗狗想去找同一條小徑上的另一隻狗，而跟了上去。沒想到牽著另一隻狗狗的主人就是他的天命眞女。她從未談過戀愛，也沒結過婚。他們倆人墜入愛河，就像二十歲的年輕人般卿卿我我。

所以，請做好向宇宙發送正確信號的準備：

- 良好的個人衛生習慣非常重要，穿搭也請盡量體面。使用體香劑、保持牙齒和指甲的整潔，都是很棒的打理方向。
- 請展現自信但不強勢的氣度。
- 很多男性認爲美女都很膚淺，其實不然，而且通常只有男性這麼想。
- 切記，有心追求女性的時候，要秉持努力不懈的原則，但不用像個跟蹤狂或顯得過於迫切想在一起。

• 請學會浪漫，因爲女人喜歡浪漫的感覺。兩人交往之後也請繼續保持浪漫作風。男人通常會在交往前表現出浪漫的一面，等「追到手」後就不會再花心思了。

• 在你做出感情方面的承諾之前，請一起去小旅遊一下。這個方法能讓彼此感受看看是否契合。你不只需要一個可身兼朋友與情人的伴侶，你也要能夠自在地和他長時間相處。

• 女性很注重善良的特質。與此同時，如果你太濫好人，女性就會佔你便宜而不會尊重你。

• 確實有很多女性會以「財富」爲擇偶的優先條件，但也有某些女性首重心靈的交流。而女性次要優先的擇偶條件通常是「長相帥氣」，第三個條件則是「性事契合」（至少多數女性是這麼想）。這就是學會當個良好性伴侶何以如此重要的原因，你應該要知道如何滿足女性。

最後的小提醒

男性朋友們請一定要理解，多數女人都很愛聊天。她們喜歡透過聊聊以往的感情關係來梳理、解決可能有的舊心結。她們也喜歡鉅細靡遺地分享生活點滴，因爲她們想要感覺到她們可以信任你。

當男性因爲交往之後而開始傾吐內心的感受，有可能會浮現恐懼。原因在於男性通常會害怕顯露過多的內心世界。

一旦有一方或另一方開始覺得自己分享的太多，脆弱的一方可能會退縮。這

θ

就是你必須清理掉「恐懼發展親密感情關係」的信念，否則你只會吸引到一樣對感情有恐懼的人。

10
靈魂伴侶與性能量

爲了吸引男性或女性伴侶，你必須先了解「吸引力」的實際運作方式。吸引力有很大的程度跟性能量有關，你或許會聽到其他觀點，但請別受到影響。因爲性能量在男女互動這個面向確實佔有非常強大的比重。

我指的不是性事，而是「受到某人吸引」時所創造出來的能量。受到吸引的時候，人體會開始散發流經全身的費洛蒙與荷爾蒙。有如信使般的此類化學物質，會同時對自己的身體、對心儀的人傳送信息。

荷爾蒙

荷爾蒙能讓我們產生性慾。如果體內的多巴胺、血清素、雌激素或睪固酮的分泌不足，就不會有性慾或有享受性愛的感覺。不過，這些和性慾有關的荷爾蒙同樣具有其他好處，比方說幫助我們沉浸在聽音樂的樂趣裡。向造物主祈禱時也能提升我們的靈性。因此，如果人缺乏性慾，也很有可能缺乏許多其他的欲望。

睪固酮和雌激素實際上將我們人類的兩個部分緊緊聯繫在一起。過去的時代裡，男性一直是供養者，女性則照顧孩子。這種本能的驅動力大部分來自這兩種荷爾蒙。這有顯而易見的好處，如果沒有這種配偶關係，我們可能無法存活下來。因此，靈魂的結合確實兼備實際與浪漫的面向。

我們可以將荷爾蒙當作實際存在於人體的物質，亦可視爲造物主賦予我們的禮物。這些不可思議的物質不僅凝聚人類而達到物種生存的目的，更是第三界裡的靈性能量。

另一種生存機制則是釋放費洛蒙。以動物本能的觀點而言，我認爲當我們某程度上感覺跟某人「契合」而受到吸引時，身體就會開始釋放費洛蒙。我們的身體其實隨時都在釋放費洛蒙「氣味」，而我認爲靈魂在尋覓靈魂伴侶的時候，也是用同樣的道理在發送振動頻率。

每個人都因爲各種能量形式而互相吸引，舉例來說，人們會受到彼此外表和舉止吸引。他們被契合的費洛蒙所吸引，也是因爲感知到自己的荷爾蒙能對對方起到作用。如果我們散發出令人不解的費洛蒙氣味，就很難判斷某人是否受到我們的吸引。體內荷爾蒙如果平衡恰當，我們面對異性時就會有特定的待人方式且釋出正確的信號。

史蒂芬·張（Stephen Chang）所著的《全面自我療癒系統：內功練習》（*The Complete System of Self-Healing: Internal Exercises*）一書非常棒，能讓讀者透過道教養生功法的練習來平衡荷爾蒙。這本書介紹了許多內功，其中一項就是「鹿功」，練習的男女無論有無性生活，都能有助於平衡體內的荷爾蒙。鹿功宣稱可照女性的意願來調整胸部大小。還能讓男性「更持久」，擺脫體內的任何腫塊與囊腫。女性下體則可變得緊實而感到「性福」，運氣後的能量還可按摩內臟、提升整體精氣神。

由於我們的飲食習慣，我們常常無法攝取有助於賀爾蒙分泌的維生素和礦物質，來讓我們的睪固酮和雌激素保持平衡。在某些情況下，人們無法獲得足夠的脂質來產生荷爾蒙。不過，現在坊間也有天然的賀爾蒙補充品可用。

全球工業區因爲各種原因，使得睪固酮與雌激素濃度低下的情況成爲普遍問題。飲食習慣、避孕、攝取咖啡因、藥物和酒精濫用、醫療藥品、受傷和重金屬毒害，都只是荷爾蒙不平衡與不孕症的部分肇因。一直到近年，才有荷爾蒙低下的男女皆適用、且非注射針劑的塗抹式睪固酮處方凝膠。

男性的睪固酮如果低下，精氣神就會比較不好，還會流失骨質、發胖且可能有性功能障礙的問題。如果肇因是高血壓或心臟相關疾病，表示睪固酮低下只是這些疾病引起的骨牌效應。但如果是受傷的緣故造成此低下情況，那麼體內可利用的睪固酮量不足時，也會反過來導致高血壓和心臟相關疾病。由此可知，所有身體機能都會相互影響。

θ

如果人體不分泌雌激素，你就無法生存。雌激素與大腦的血清素有密切關係，也有助於記憶力。

無論男女，荷爾蒙都是用以判斷生活裡是否壓力過大的最佳指標。比方說，維持適當的荷爾蒙濃度可以延緩皮膚出現皺紋的速度。如果你有荷爾蒙失衡的問題，原因或許出在情緒壓力，而信念工作能夠針對此議題來對症下藥。

硒和鋅也有益荷爾蒙。睪固酮需要鋅來維持濃度，人體也需要鋅來幫助維他命C發揮作用。卵磷脂則有助於性功能。如果你曾罹患很嚴重的支氣管炎，你的身體很有可能從未恢復到原本的狀態，也因此會造成荷爾蒙紊亂。很多人會從支氣管炎演變為氣喘，而鋅能幫助這樣的患者完全恢復健康。亦可參考食品級皀土的保健食品。

滋陰補陽的保健方法

如果性冷感的原因不是由情緒或心理狀態造成，就有可能是缺乏某些維他命。而以下方法可增進性慾：

- 請依照醫師指示劑量，服用硒、卵磷脂、維他命E或透納葉（Damiana）。如果是已罹患攝護腺癌，或任何生殖系統和性器官相關癌症的患者，請勿服用透納葉，因為它含有雌激素和一些可能刺激癌症的化合物。不過，此族群以外的人均可服用透納葉來提升性慾。
- 亦可使用人蔘，並且遵循「少量，服用兩週、停用兩週」的原則。
- 透納葉亦有助於受孕。
- 卵磷脂和鋅能促進微血管的血液循環，幫助人體產生睪固酮。

基因與性事

我認爲每個人的基因都帶有影響自己人生的祖先記憶。即使你覺得性是一件美好的事，你的祖先卻可能認爲除了繁衍後代的目的以外，性事是非常不當的行爲。而祖先和你自己的想法所促成的雙重信念系統，可能會影響你對某人在性方面的感覺。這就是探索自己是否具有對立信念系統如此重要的原因，因爲可能會對你的性生活造成阻礙。因此，你或許需要針對這些議題進行遺傳層的信念工作。以遺傳的角度來說，我們可能都有承傳到宗教與社會汙名化性事所產生的各種信念。有些陳舊觀念或許在過去廣受認同，但已不適用於現在的時代。

所以，請問問自己，你的遺傳層對感情關係的眞正觀感是什麼？你對自己、你的身世、你的性慾有什麼樣的感覺？何謂性感？你覺得「性」是一件不對的事嗎？

由於性是很強大的力量，因此綜觀歷史，許多傳統的靈性文化會以各種方式來應對此面向。尤其是有明確制度的宗教，會建構一種處世教義來供大眾遵循。很顯然，人類一直將性這個強大力量視爲需要妥善管控的事，一夫一妻制和禁慾的觀念也因此廣爲流傳。以一夫一妻制來說，此社會規範可說是爲了維持和平而出現，因爲縱慾會造成人際之間長期失和。而禁慾則是透過奉獻於神的方式，來釋放生理和情感面的依戀。

有些人似乎認爲，對性產生依戀等於有道德瑕疵。雖然某些觀念偏差的人所表現出來的舉止確實能合理化這個觀點，但整個社會不應該爲少數人的行爲負責。因爲這樣的思維讓某些人對男女關係產生了令人惋惜的咎責現象，有些男人似乎會把自己的肉體慾望歸咎在女人身上。這些慾望或許不應該被視爲粗俗，或僅止於肉體需求的事，而是來自造物主的靈性禮物，就像生命中其他特別的事物一樣。如果人類能將性視爲一件特別的禮物，那麼年輕人或許就不會以輕忽的態度看待性事。

而一樣重要的是，坊間幾乎很少有資訊在教導孩子如何與異性經營感情關係、如何觀察人的特質，以及尋找靈魂伴侶時該留意的事項。

性慾應該被視爲引導我們走向靈性生活的另一個特點，它教導我們創造的各種面向，包括我們以肉體的方式化現，都應該被視爲神聖的，尤其是當靈魂伴侶結合後成爲眞愛時。以眞愛來說，性的結合不再只是一種動物本能行爲，而是超越了簡單的唯物而進化到靈性層面。就像融合身心靈各層面後，產生了煉金術般的效應。

爲了創造這樣的煉金融合效應，一定要好好處理我們在性事方面可能會有的任何負面信念。

臍輪（sexual chakra）

大家或許遇過有靈性傾向的人，會說自己對性或感情關係不感興趣，很有可能是因爲他們已經封閉了自己的臍輪，而臍輪是一種自然而然吸引桃花的能量。臍輪敞開，就像有一盞能量信號燈向性能量契合的人發出訊號。如果你維持臍輪的敞開狀態也能招財，因爲臍輪能連動敞開海底輪來吸引豐盛。

臍輪和我們的內在本質、外在人設——包括自己的感受與期待，有很大的關係。從媽媽受孕、生下你，到你人生發生的一切，還有各種人際關係的經歷，任何言語、身心的受創能量都會累積在臍輪。不過，美好回憶也一樣會留存在臍輪。

我覺得有的人之所以會封閉臍輪，是因爲小時候曾對自己敬愛的人感到失望。孩子心裡會有將一、兩位親職長輩視爲「英雄」景仰的傾向。當這樣的「英雄」讓孩子失望了，孩子就會產生不信任感，而影響他們往後談感情的方式。

如果你的臍輪是敞開的狀態，就能釋放成長過程所累積的受創感受，並帶來豐盛。這就是維持臍輪敞開、定期檢查一下臍輪是否封閉，何以如此重要的原因。而運用希塔療癒的冥想路徑（第27頁）能夠平衡與敞開你的臍輪。（請同時參閱《進階希塔療癒：加速連結萬有，徹底改變你的生命》）

能量會累積在臍輪的部分議題，包括你對性的觀感——性是好是壞、是罪過與否。自己和他人溝通、滋養方面的議題亦與臍輪有關。如果這方面的話題讓你感到不自在，那麼你可能有這類議題的信念編程。

對於人際關係比較敏感的人（包括在關係中缺乏愛的滋養），他們容易開關自己的感知中心，進而造成生理方面的問題。訣竅在於一定要隨時保持感知中心的敞開。

有的夫妻結婚生子後，部分先生會開始將太太視爲「孩子的母親」，而非性伴侶。同樣地，當太太不想和先生相處，或感覺到先生不想和自己相處時，她們就會關閉自己的臍輪。又或者是說，任一方是在不想出軌的情況下關閉了臍輪。

這會造成許多生理問題。以女性來說，腎上腺有助於睪固酮分泌。我認爲臍輪關閉會對腎上腺造成不良影響。還有另一個情況是，當夫妻都關閉了臍輪，就會開始發胖，甚至出現腸道問題。雌激素和睪固酮低下會讓他們沒有元氣。此類荷爾蒙能賦予我們精氣神來度過日常生活，也有助於性功能以外的重要機能。❶

臍輪關閉也會和財務問題有關。雖然我們可以透過頂輪來創造某種程度的豐盛，但是我們仍需海底輪來吸引、運用豐盛能量。如果海底輪堵塞，豐盛能量可

❶女性需要少量睪固酮荷爾蒙來維持健康。

能就無法正常湧入。切記，豐盛不只侷限在錢財的部分，還包含許多不同的生活面向，包括人際、感情與家庭關係。

無性的感情關係其實有些寂寞，但如果伴侶之間只以性生活爲感情基礎，又會有另一種寂寞心境。有些人就會發生這種情況——他們很年輕就結婚，卻發現兩人逐漸疏遠。他們不知從何時起失去了彼此的蹤跡。

這是感情關係裡很重要的面向。與另一人交換DNA的時候，就是在創造兩人之間的連結。如果性能量不復存在，也會失去感情關係裡的某種重要層面。

有些人辨識得出來，在場有哪些人的臍輪十分敞開且荷爾蒙呈現健康的濃度。這就是爲什麼性感美女走過男友/先生旁邊的時候，女友/太太會很生氣的原因！女人會本能地知道自己的地盤被侵犯。這種反應會瞬間發生，而且完全是本能反應。當性感美女走過的時候，男人也會立刻察覺到她的性感魅力。

傳宗接代

人類一生中會創造兩組家庭。你會在一些女人身上看到這種現象。當他們年輕時，他們有一組孩子，當這些女性再年長一點時，他們又會有另一組孩子。女性在三十五歲時性慾達到高峰，有些女性此時會開始建立第二個家庭。

熟女

女性從三十五歲到四十五歲或五十歲的時候，會突然進入一個不同狀態。天性會喚醒她啟動新階段，就像對她耳語著「再次受孕的時間到了」。這是因爲女性的身體深知自己很快就會錯過生育孩子的黃金時間。也是爲什麼三十五歲至五十歲的女性和十八歲至二十五歲的男性，在性事方面會很合拍的原因——因爲雙方都在性慾高峰期。但是，這不代表他們會成爲好父母，或能共組美滿的家庭。

年輕男性

很多女性覺得男人腦子裡只有性這件事。其實不然，因爲他們也會有思考其他事物的時候。不過，年輕男性確實睪固酮爆棚，也因此讓他們幾乎隨時都在想著性事，連在求學的時候也是。如果男性是生活在比較原始的環境，大概已經在「製造後代」了。雖然男人的性慾強大到不可置信，但坦白說，如果性慾不存在，他們就不會想接近女人，人類這個物種就無法延續下去。

年輕男性的性慾眞的不可思議，他們很早就會開始研究自己的性能力。他們在性行爲方面不會三思而後行，所以他們必須學習與理解，性是以神聖又美好的方式來連結兩人之間的情感，不能輕忽。他們也應該及早知道，一旦與他人在肉體上有了親密接觸，就等於彼此交換了DNA。

坊間幾乎很少有資訊教導年輕男性如何與異性經營感情關係。首先，男性要到二十五歲左右，前額葉才會完全發育成熟。我認爲其中一個原因就是爲了讓他們不假思索地產生繁殖的慾望。這是大自然的詭計之一，確保我們在世界上繁衍生息，讓物種得以繁衍。因此，年輕男性會在沒有深思熟慮的情況下，就和人發生關係而生下孩子。這是大自然確保人類繼續繁殖的方式。

熟男

大自然對男性的中晚年生活另有安排。男性到了大約四十五歲或五十歲的時候，會開始沒有安全感，也就是所謂的「中年危機」。男性突然間會懷疑自己：「我的人生是否擁有了我想要的一切？我有沒有盡到我的責任義務？」

然後，他們會突然渴望回春。這是荷爾蒙的緣故，很多男性都能輕鬆克服此心境。

但事實上，和年輕女性在一起的男性看起來會比較年輕。和年輕男性在一起的熟女也都看起來比較年輕。這同樣是大自然以繁衍為出發點的安排，確保男女彼此都能盡力延續生命。

再次戀愛

人的一生可能會愛上許多不同的人。有些人會愛上自己二年級的老師，有些人在十六歲或十七歲時第一次墜入愛河，也因此對人生的意義有概略的想法。二十歲的時候，人會以為自己什麼都懂，但事實上荷爾蒙爆表會讓人亂了方寸，此時談戀愛的話通常都很轟轟烈烈。三十歲的時候，人開始確定自己有辦法搞定人生的一切境遇，也因此仍有談戀愛的能力。到了四十歲，人會希望生活安穩、為五十歲的到來做準備，同時抱有尋得愛情的希望。那麼五十歲對你而言有什麼樣的意義呢？五十歲知天命，人已經變得有智慧且意志堅定。在某些文化中，人們要到五十歲才步入婚姻。他們的愛減少了嗎？不，愛情的魔力依然神奇。

有科學理論認爲，人類具有談戀愛的基因，而「戀愛」的感覺會持續一年左右，這就是爲什麼結婚第二年後會開始比較有摩擦。我想對於不斷和不同人談戀愛的人來說，所言甚是。他們會對認識新伴侶時的感受上癮，就像突然獲得超夯新玩具的興奮感！而在一夫一妻制的關係裡，夫妻雙方也可以有類似的方式，一次又一次地和先生/太太陷入熱戀。大家有所不知，我愛上蓋伊好幾次。我覺得是因爲人到了四十歲的時候，可以很清楚自己的人生要什麼，有辦法思考透徹，視角突然間會變成「我不開心，所以我需要有所改變」。比較有挑戰的是要能分辨這樣的想法是生育本能使然，還是確實體悟到當下處境眞的有需要處理的議題。我認爲「中年危機」與檢視自己的生活有很大的關係，而沒有在這個檢視過程中摧毀家庭關係。如果夫妻雙方懂得分享感受，就不會漸行漸遠。如果不知道該如何分享感受，就有可能分道揚鑣，最後與不適合的對象在一起。

隨著年紀增長，雖然看待異性的眼光會改變，但對異性的興致不會消失。我記得自己青少女的時候，看到電影裡的五十歲男人，會覺得他們好老啊！現在我自己是成年人了，再回頭看同一部電影，我會覺得卻爾登．希斯頓（Charlton Heston）好帥啊！想想葛雷哥萊．畢克（Gregory Peck），他年紀稍長而開始有魚尾紋的時候。現在我年紀比較大了，我會覺得歲月的痕跡讓他更性感。我不覺得史恩．康納萊（Sean Connery）年輕的時候多有魅力，但他年紀漸增後，老天，他變得好性感！即使他是一個七十歲的老男人，但他的聲音和活力都讓他更有魅力。喬治．克隆尼和布萊德．彼特似乎也是屬於「酒越陳越香」的類型！

我認爲看待性生活的態度與方式是一種個人選擇，到七十幾歲仍擁有活躍性生活的應該大有人在。而愛情的意義深度其實超越單純的肢體接觸。在我的想像裡，我覺得我到八十歲都還會有性生活。

專一或享齊人之福？

如果你是一個注重心靈層面、比較靈性的人，當你和某人發生性行爲時，你們彼此會共享靈性能量。這種能量連結方式難以定義，但你一旦體驗過，就會知道這是前所未有的感覺。我們都知道，人在生理上仍保有某種程度的動物本能，會有想要繁衍後代的慾望、會有想找人溫存的性慾。如果你不會用羞恥的角度，而是以慎重的心態來看待性事，同時認知到性是一種靈性能量，你對性事或許會有不一樣的感受。

但是，這個概念和「你可以同時愛上很多人、和很多人交往」不一樣。曾有身心靈圈的人想以「神愛世人」的藉口，來試著讓我接受「同時愛著五、六個人，是最高形式的愛」的觀念。

我相信神確實愛著世上的每個人，人也有辦法同時愛著五、六個對象。對某些人而言，一次愛著很多人比讓一個人全然愛著自己來得容易。但是以現實生活而言，多角關係不會太順利，因爲你的靈魂有可能會特別受到其中一個伴侶的吸引，也就很難避免其他人爭風吃醋而引起摩擦問題。我認爲，兩個人全心全意愛著對方，物種繁衍會更順利。我認爲這是一種靈性層面的最高成就。對我而言，最深刻且神聖的情感連結，就是一次只全然地愛著一個人，也只被一個人全然地愛著。

我很清楚生物學家的立場，他們認爲男人有與多個女人交配的本能需求，但我認爲愛能戰勝這個本能。我也理解在有些文化中，男性可以三妻四妾，但我覺得這樣的婚姻狀態對任一方而言都會有煎熬的時候。

我無權批判，我也認爲一個人絕對可以同時愛著很多人，不過這取決於用什麼心態去愛多位伴侶。我認爲，有的人是用愛著多位伴侶的方式來逃避，因爲這樣就沒有義務去徹底了解一個人，心靈層面上也做不出伴侶能給的感情承諾，進而無法培養出美德。

還有很多情況是，會想同時擁有多位伴侶的人，是因爲他們想找到符合自己設想條件的理想靈魂伴侶，但這些條件特質都分散在不同的伴侶身上，因此造就了他們這樣的感情認知。

演員保羅．紐曼（Paul Newman）講過一句看似簡單卻又有趣的話。他在受訪時表達自己對太太的愛，但不知爲何談到了一夫一妻制的話題。他對這個觀念的看法是：「如果我可以在家吃牛排，又何必外出吃漢堡呢？」

一夫一妻制的基因

我接觸過上千名個案後，開始觀察到確實有「一夫一妻制基因」和「非一夫一妻制基因」的現象。我認爲天生帶有一夫一妻制基因的女性有七成，男性有五成。

我觀察到這兩種基因的差異在於：沒有一夫一妻制基因的人，如果和別人發生性行爲，回家和伴侶相處時不會有罪惡感。但有一夫一妻制基因的人，則會被罪惡感折磨到寢食難安。

如果你的成長環境灌輸你的觀念是一夫一妻制，你卻沒有此基因的話，那麼你可能仍然會感到有點愧疚，但是這個愧疚程度跟帶有此基因而本能地對伴侶忠誠的人不一樣。

不過，帶有一夫一妻制基因不代表專一忠誠度較高，因爲專一是一種靈性層面的選擇。這個基因的意義單純意指你不忠的時候會有罪惡感。

而沒有一夫一妻制基因的人也可以對伴侶專一忠誠，只要下苦功克服就好。

出軌

打從我做解讀開始，我就發現有相當多人都有出軌的情況。對當時的我來說，這是我不太了解的奇特人類行爲，我對他們的動機很感興趣。我發現了幾種模式。有些人說他們在家中得不到任何愛。有些人則是因爲自尊心的問題，有些人則是因爲小我作祟，想要「試試看自己是否辦得到」。有時候，他們只是養成了這種習慣，並將這種習慣延續了一輩子。

在現在這個時代，有些人很怕經營長期的感情關係。有時他們會願意和已婚人士發展外遇關係，因爲這樣就不必做出承諾，但這樣的決定其實會讓他們的內心感到極端孤獨。

另一方面，也有經營長期穩定關係的人有慣性出軌的情況。這些人會信誓旦旦地說，出軌能有助於他們的感情關係，因爲他們能藉此感受到自己的青春活力。

不過，我解讀過的出軌個案，都有「我很怕讓別人愛我」的信念。

θ

我們可以從一些蛛絲馬跡看出一個人在感情方面是否只是想萍水相逢，甚至有劈腿傾向。你在尋找靈魂伴侶的時候，就要警覺留意這些跡象。

最明顯的特徵就是，他們會告訴你自己在目前的感情關係裡有多麼不開心。如果有人開始跟你訴苦自己悲慘的婚姻問題，表示他們很有可能在試探你的道德價值觀是否容易動搖。他們有時甚至會直接表明意圖而問你的意願。

雖然你可能會受到他們的吸引，但請記得，一個人應對私生活的方式，也反映出他們的本性。如果他們會背著配偶劈腿，在公事和生活的各個面向也都可能有偷偷摸摸的傾向。

話雖如此，我也解讀過上千名本性良善的個案，困在進退兩難的感情關係裡。有些時候，當人處在糟糕的境遇時都可能會出軌。如果你是面臨此困境的人，請記得你是造物主的一部分，你值得被愛。而且，你不該安於當感情關係裡的第二順位人選。我認爲每個人都值得被全心全意地愛著，每個人都應該是伴侶心中最在乎的對象。

劈腿的人可以好好地當「情人」，永遠不需要在感情關係裡負責任。他們會一而再、再而三地愛上不同人，這會成爲一種癮，就像每幾個禮拜就會想換抽其他品牌的香菸一樣。以靈魂伴侶的關係來說，你必須全心投入地專一對待伴侶，做好情人、先生、太太、朋友、照顧者等不同角色。但是這樣的感情承諾對某些人來說，會覺得過於任重道遠而負荷不了。

靈性層面的專一

有些女性帶有我所謂的「女神能量」。她們在找到眞正的靈魂伴侶之前，永遠不缺床伴。姊妹們，如果你的床伴多到記不清，那麼男人眞的很難愛上你。假如你在性生活方面過得比較不羈，也同時在等待眞愛，那麼請考慮結束這樣的生活模式，才能有助於你將靈魂能量留在自己身上，進而找到完整的愛情。

如果你眞的全然地愛著一個人，你就永遠不會行爲脫序地傷害對方。所以，除非你們雙方都認同開放式的感情關係，不然請盡量別這麼做，因爲這個行爲模式會讓人上癮。

大家或許想問，這對某些人來說，專一眞的是實際可行的方式嗎？有些人當然做不到或不想這麼做。是這樣的，這些觀念的教學內容是爲了想要在靈性層面有所成長的人而設計。多重性伴侶的生活模式不適合療癒師，因爲違反了其中一條療癒法則。以古老的靈修傳統來說，專一經營伴侶關係能累積與發展靈魂本質，原因在於可以獲取美德。而將你的能量散布到很多人身上，只會讓你沾附很多人的靈魂碎片，你的部分能量也會散失到其他人那裡。

如果你過著多重性伴侶的生活，請將你放在不同人身上的精力回歸於自己，並且體悟到你值得擁有真摯且完整的愛情。請一定要明白，你的身體、心智與靈魂都十分獨特。重點不是你曾和幾個人在一起過，而是找到你可以共創生活的那位特別伴侶，不再老是需要回收你的靈魂碎片（請參閱第308頁），也不用再將精力耗費在不配擁有的人身上。真正的神性正道，是學會專一、忠誠，讓單一伴侶全然地愛著你。

如果你想在靈性層面有所進展，一定要實踐剛剛說的原則，同時讓伴侶了解你，你也願意去了解與愛著伴侶。當你清楚自己是伴侶人生中所在乎的第一順位，這對靈性關係來說非常重要。每個人都應該有機會以這種方式來提升靈性。

希塔療癒並非只是「讓人進入希塔腦波，就能點石成金」的技巧。所謂的點石成金「創造力」，必須先從改變信念做起，來肯定自己的價值與擁有清晰思緒。經歷這樣的轉換過程後，就能創造可改變地球，甚至是改變宇宙的「輕盈」思想。而有意透過神性能量來運用宇宙法則、切換時間、移動物質以及成就令人驚嘆的事，都需要一位神聖的人生伴侶。同時擁有多位性伴侶的人，會發現自己比較難維持住高振動頻率的思想形式、難以用意念移動物品，施作療癒的效果也有限。總之，以靈性發展的角度來說，多重性伴侶的生活是行不通的。

浪漫甜蜜的愛愛時光

論及談戀愛這件事，沒有任何課程教得了你該如何與伴侶相處、如何當個好情人。重點在於，當你們步入發生性行爲的階段時，心神一定要專注在對方身上。很多人覺得愛愛的時候，應該要透過幻想來增進情趣。有的男人想滿足伴侶，而靠幻想來讓自己更持久。但如果把專注力拉回彼此觸摸的感覺、能量的流動、疼愛伴侶的貼心感覺，就能改善愛愛的氛圍。專注在兩人的互動，會產生不可思議的轉變。而溫柔體貼的話語也能讓性事變成浪漫甜蜜的親密關係。

當然，有的時候只是抒發性慾，有的時候是有浪漫情趣的愛愛氣氛。但無論是什麼形式，都不應該有任何疼痛或不適的情況。一定要告訴伴侶，你希望的性生活方式以及你不喜歡的做法，否則你可能會產生怨懟。確保你和伴侶都有相同的「性趣」，但最重要的是，如果你追求的是靈性成長，請專注於伴侶的靈魂本質以及帶給你的感受。

女人常抱怨「男人只想上床」。難道性事就不是愛嗎？對多數男人而言，性是他們表達愛的一種方式。但論及性事的時候，女人就會抱怨男人膚淺。而和伴侶行房的時候，心態上不應覺得自己是在完成一件例行公事。

如果剛交往的時候，性生活差強人意或不太順利，就會讓感情才剛萌芽的兩人在能量流動方面產生壓力。即將成爲靈魂伴侶的兩人，初期共同經歷的各種第一次接觸都至關重要。

即使你讓伴侶和你發生親密關係了，也不保證伴侶一直都會在你身邊。我父親曾跟我說過一個觀點，雖然我不太想承認他可能是對的。他說，如果一個人的行房表現良好，就能把伴侶留在身邊。

所謂的行房表現良好，不在於各種多變的動作技巧，而是跟兩人的身體契合度有很大的關係，也就是最基本的生理構造。如果女性不夠緊實而男性的尺寸不夠雄偉，或者是男性尺寸太雄偉而女性太嬌小，那麼性生活初期一定會有些狀況。其實，女性的鬆緊度不應該是一個問題，無論如何，都有辦法找到契合的伴侶。不過，確實有某些運動能改善鬆緊度，讓女性感受到多次高潮的感覺。

成熟的男伴侶會知道自己應該要取悅女伴，也就是要夠持久，才能讓兩人都達到高潮。很多男人沒有意識到自己應該要能滿足女人，這也是他們留不住女伴的原因之一。

性生活滿足的女人，情緒會更平衡，因爲她能釋放壓抑的能量。古時候的道家思想認爲，以特定的方式行房能維持平衡的健康狀態。他們所傳授的「內功」，旨於讓男性和女性都能正常發揮性能量。因此，大家可以參考我前文提到史蒂芬．張所著的《全面自我療癒系統：內功練習》。

當你將專注力放在深愛的伴侶身上而度過親密的愛愛時光，眞的有可能感受到不可思議的靈性體驗，而更拉近與神性的距離。

第七界的結合體驗

與契合的靈魂伴侶在一起時，性事已不再只是動物本能的行爲，而是超越至靈性層次的感受。

如需改善伴侶間的性體驗，我推薦大家練習專爲男性和女性能量所設計的道家鹿功。這能有助於女性更有魅力、更性感且更緊實，男性也會更有魅力且更持久，還能讓兩人的身體更契合與增加敏感度。練習鹿功一個月，伴侶雙方的荷爾蒙都會變得平衡。

然後，伴侶行房的時候應該一起上七，讓兩人感受到能量合而爲一的感覺。男性在過程中必須非常專注、思緒清晰且自律，才不會恍神。如果雙方能成功體驗到上七結合的感覺，就能放大性體驗而加深兩人之間的情感連結。

當靈魂達到了靈性融合狀態，兩人之間會產生純粹的能量，就像天雷勾動地火般地激起火花，在靈肉合一的時候點燃這道烈火。當兩人因爲身心靈的結合而達到徹底水乳交融的境界時，就有可能因爲這股純粹能量而感受到各種色彩、光芒和能量。這是因爲你們與對方分享自己各種面向的一切，進而創造出恆久的情感連結。

當兩人因爲契合的靈魂伴侶身分而產生情感連結，可說是最高境界的靈性結合方式之一。對我而言，性的意義就在此。性結合的眞諦，應該是能在融合兩人靈魂的情況下，坦然地與對方分享全部的自己。當你找到了最契合的靈魂伴侶，靈肉結合的深度眞的會讓你們分享彼此的本質，甚至是夢境和回憶。

靈魂的融合並不會折衷行房的樂趣。有些人之所以覺得性事和靈修是不相干的兩件事，是因爲承傳祖先留下來的觀念。不過，當兩人是彼此眞正的靈魂伴侶，就會感受到超脫狂喜的合一能量。

【第三部】

靈魂伴侶的相處之道

11
生活相處的藝術

地球的演化進程之一，就是契合的人生靈魂伴侶彼此結合。眞心相待的夫妻／情侶應該能一起成長與轉變。而人類的學習進程也包括了學會接納他人的內在本質與外在人設。很重要的一點在於，你必須適度拿捏對伴侶的浪漫想像，才不會看不清對方的內在本質。「愛情是盲目的」這句話一樣適用於靈魂伴侶。請記得，當你找到靈魂伴侶的時候，一定要接納對方的本質。同時心裡也有個底，清楚彼此能透過惺惺相惜的互動而變得更美好。

某程度來說，身邊的人會因爲我們的緣故而流露出我們所期望的模樣。這就是人在不同的關係裡會有不同舉止作風的原因。我們會無意識地做出選擇，向身邊的人傳送出我們期待對方有何表現的訊號，也因此讓他們流露出美好或負面的一面。

比方說，我教會了蓋伊該如何保持幽默感。因爲當他來到我生命中時，情緒已經因爲前段感情關係而受創，幽默感也蕩然無存！

與你相處的人應該與你的頻率相匹配。如果他們與你的人生願景不一致，相處上會比較辛苦。你周圍的社交圈對你的心臟健康也極爲重要。你可能會受到與你關係密切之人的思想和行爲所影響。

說眞的，安然與靈魂伴侶經營感情關係的唯一辦法就是愛自己。如果你不愛自己，在靈魂伴侶關係裡會舉步維艱。如果你愛自己，那麼即使你生伴侶的氣時，你也能意識到自己仍然愛著對方。千萬別忘記你對靈魂伴侶的愛。

不過，靈魂伴侶之間的愛情不一定輕鬆平順。即使你已經在前世結識且愛著你的靈魂伴侶，也不表示對方現在的性格會和過去完全一樣，你的性格也不會與前世相同。不過一般來說，無論靈魂伴侶現世的性格爲何，他們都因爲太了解我們而很清楚該怎麼惹怒我們。

而讓自己從不同視角來洞察相處之道的另一個方式，就是占星學。

θ

占星學與靈魂伴侶

從浩瀚的銀河系到最小的粒子，萬物都因爲振動頻率而和宇宙緊密相連。正因爲萬物環環相扣，所以任何際遇都非偶然，人生裡的每一件事都很重要。你投生來到這世界是有原因的，你的生辰時間會符合第三界的特定能量。你的生日則與幫助你執行這輩子使命的神聖時機有關。

在有此概念的情況下，當你與造物主進行深度的內在對話時，我想給你一個建議。請詢問造物主：「哪一個地方最適合我居住，那個地方能讓我發揮最高頻率，激發我的外在和內在能量？哪個地方的能量對我的身心最好？哪個地方的居住環境對我來說最健康？」

你不應該問「造物主，你希望我去哪裡？」或是「你希望我身在何處？」等問題，我來告訴大家原因。

我曾讓專業的西洋占星師幫我起盤解讀我的天宮圖（又稱「星座命盤／星盤」）。不知道大家有沒有做過星盤解讀，我覺得星盤裡的資訊非常準確、豐富且具有深度。占星師幫我做的解讀裡，有一部分著重在我最適合居住的地方。他說以我的星盤來看，西班牙和夏威夷最符合我的能量，而我當時所居住的愛達荷州則糟糕到非常不適合我。很顯然，繼續住在愛達荷州可能會讓我所有的內在議題浮現出來，甚至會讓我經歷到各種啟蒙。

占星師告訴我：「如果你有辦法住在愛達荷州，你就有辦法住在世上任何一個地方。愛達荷州對你而言，不是一個健康的居住環境。」

顯然，造物主非常清楚該將我安置在哪裡，這樣才能顯現我所有的議題，讓我設法清理。假如我住在一個相對輕鬆自在的地方，我就永遠不會創立希塔療癒。因爲我就是在一個對我的存在充滿敵意的環境下催生出早期的希塔療癒。不可否認，當時在愛達荷州生活的處境差點好幾次要了我的命，但我終於學會存活下來。（我最終跳脫這樣的迴圈而搬到蒙大拿州。）

當占星師解讀蓋伊的星盤時，他一開始就先跟蓋伊說，我會是一個有挑戰性的靈魂伴侶。由於蓋伊的太陽星座和上升星座都是牡羊座，我是太陽摩羯座和上升天蠍座，占星師的確切表述是「我的氣勢會壓過他，讓他很受挫」，而且他剛開始想不通我跟蓋伊爲什麼會在一起。不過繼續解讀下去，一切就都明朗了：看來蓋伊的星盤裡有「上帝手指❶」（finger of God）的相位格局，據說這不是常見的星盤格局，表示他帶有某種天命。以占星解讀的角度來看，蓋伊和我會一起完成特別的使命。

可能你剛開始和某人約會的時候，你們彼此的星座會互斥。像太陽和上升星座都是牡羊座的蓋伊是個戀家的人，喜歡掌管家中的一切。而摩羯座的我，認知則是「我家就是我家，主導權在我手上」，因此我們以前就像是兩隻倔強的山羊在起衝突！❷

我們開始同居的時候，蓋伊擔心我會挪走他的所有居家擺飾，換成我自己喜歡的風格。不過，我們終究懂得讓兩人的物品和平共處，創造出平衡呈現兩人能量與擺設樣式的居家氛圍。不過對我來說，這個家仍明顯像是他自己的家。我可以選擇跟他吵架，來爭取可以凸顯我個人傢飾風格的比例，或是由他去，經過反思之後，我決定順他的意。

現在廚房全歸他掌管，他是廚房之王，所以他負責煮飯、打掃和洗碗！而既然我是皇后，他會煮飯給我吃、幫我上菜、每晚按摩我的腳，但實際上家中事務都由他掌管。誰負責裝飾家裡、洗衣服、洗碗和打掃，誰就有家中主導權，因爲他們的能量都錨定在居家生活中的大小事。

---

❶上帝手指又稱「Yod」格局，是以兩組一百五十度與一組六分相構成，相位特色包括在不斷尋覓與適應的過程中發揮創造力，資料來源：https://www.facebook.com/notes/823716328167683/。

❷摩羯座的形象為半羊半魚的生物。

而行政與教學相關公務是我的管轄範圍，我常會需要不時提醒他這一點。我負責管理希塔療癒學院，而農場、花園、迷宮式的造景還有房子則由他打理。

有些人覺得占星學是無稽之談，不過經過大致的觀察，我發現人的行爲舉止都跟自己的太陽星座和上升星座相符。如果太陽和上升不是同一個星座，人的外在表現會比較像上升星座。比方說，我是太陽摩羯座和上升天蠍座，我的舉止會比較像天蠍座。

當談到感情關係時，看看你的月亮星座。可以從這裡看出你的潛意識會讓你在愛情裡有什麼樣的舉止和應對方式。

如果你能理解你靈魂伴侶星座命盤所透露的蛛絲馬跡，你會比較清楚對方在感情關係裡的行爲模式。而了解我先生的星盤，確實讓我比較知道該怎麼對待他。

穩定交往期

剛和靈魂伴侶同居時，雙方會開始進入穩定交往的過程。以多數感情關係來說，女方會讓家裡充滿「隨處可見自己影子」的氣息，照自己的意思擺設居家環境。這個做法的背後意義不只是凸顯擺設風格，而是一種直接宣示「女主內」主權的行爲。因爲這類行爲的重點在於，讓對方知道求愛熱戀期結束後，誰才是老大（請注意，熱戀期不應有保存期限）。所以本質上，這是一種雙方潛意識的角力。

請大家要避免這樣的情況，重點在於退一步，以宏觀一點的視角看待大局。即使遇見了神聖靈魂伴侶，依然需要在人生中學習妥協進退的藝術。如我剛才所說，我和蓋伊剛開始會爲了房子主權而有摩擦，但我後來願意退一步，讓蓋伊掌管家中事務。摩羯座眞的很重視家庭和居住環境，很難放掉這方面的掌控欲，但我願意權衡輕重而退出衝突視角，讓蓋伊好好疼愛我。

如果你有想和靈魂伴侶成家的念頭，就要分配好彼此在感情關係裡各司其職的事。此外，你們雙方通常會需要一起進行信念工作，因爲你們會在一起成長的過程中教學相長。

以我自己的經驗來說，最棒的做法就是讓居家擺設佈置的氛圍能顯露出雙方的風格。如果女方過度主導，男方會覺得自己在家微不足道。如果男方掌管一切，女方會開始產生無能爲力、不太有話語權的感覺。而同性伴侶的感情經營方式同理可證，會有某一方的掌管性格較爲突出，而需要溝通妥協。

請一定要在裝潢風格方面找到一個雙方都能接受的平衡點。如果這方面無法有所妥協，就會產生有害潛意識的各種怨懟，最後以暴怒的方式將怨懟顯化爲實相。

所以我覺得，新婚夫妻或剛交往的情侶在同居的時候，最好不要住在其中一方名下的房子。理想的做法是搬到新家，讓彼此有個全新的開始，不會因爲舊家環境帶有的信念而造成負擔。

幫居家環境下載幸福的感覺

夫妻／情侶成家／同居的時候，請幫居家環境下載合適的感覺，來促進和諧共處的關係。

我相信，每當我們觸碰到無生命的固態物體時，都會在其中留下帶有磁力的記憶印記。這就是希塔觀點所說的，我們可以幫無生命的物體下載特定特質，藉此讓環境充滿對我們有益的能量。

如果你幫家裡的物體下載某種目的，它們只會散發並反射該目的的能量給你，讓你感覺到心靈有一個可以充飽電的避風港，進而輔助你經營感情關係。可做下載的物體如下：

- 可幫廚房料理桌和餐桌，下載「隨時都有豐盛的食物、無論是誰坐在那邊吃飯，都會因爲飽餐一頓而心滿意足」。
- 可幫家裡的牆面下載「能讓你感到安全」的目的。
- 可幫沙發下載「舒適又宜人的感覺」。
- 立體塑像與水晶礦石能反射神聖能量與投射豐盛能量。所有礦石都具有儲存記憶的功能。你可以幫水晶下載第七界的能量，然後放在室內，水晶就會散發第七界的能量到整個家裡。
- 可幫你們的床下載「舒適、愛、休息與玩心」的特性。

- 視所擺設照片的主題而定，可以下載「滋養、榮譽感和靈感」。
- 可幫雕刻工藝品下載「懂得欣賞美好事物、宏偉與力量」的特性。

請根據你自己希望達到的意圖，來幫居家物品和空間做下載。

練習15

幫無生命的物品做下載

1. 請將意念集中在心輪，觀想意念通往同為一切萬有能量的大地之母。
2. 觀想這股能量從腳底往上蔓延到頂輪而形成光球，並將你的意識投射到星辰之外，直達宇宙。

3. 超越宇宙之後，再穿過一道道光層、穿過金色光層、穿過果凍物質般的法則層，最後進入散發珍珠般璀璨白光的第七界。

4. 請對下指令與請求：

「一切萬有的造物主，我下指令，請幫這件物品下載（特性名稱）的特性。謝謝，完成了，完成了，完成了。」

5. 見證造物主的能量幫此物品做下載。

6. 完成之後，請想像以第七界的白光能量淨化全身，並且保持連結。

練習16

幫環境做下載來提升生活品質

1. 以剛剛的冥想路徑上七。

2. 請下指令：

「一切萬有的造物主，我下指令，請幫我環境裡的所有物品下載可提升生活品質的能量。謝謝，完成了，完成了，完成了。」

3. 見證家裡與周遭環境的物品，都被下載了可提升生活品質的能量。

4. 完成之後，請想像以第七界的白光能量淨化全身，並且保持連結。

人類的互動本能 & 新家庭成員的影響

在前段關係生過孩子且自己撫養的女性，會在下一段關係中提供一些額外的東西：男方會在這場交易中得到女性和孩子。當雙方論及婚嫁時，男方等於娶了整個家庭。這有時是一個尷尬的情況。另一個事實是，很大比例的此類重組家庭（無論經濟條件爲何）都可能成爲《傑瑞來開砲》❸（*Jerry Springer Show*）脫口秀所討論的話題。所以，重組家庭要步入婚姻前，應該考量一下雙方該如何融洽相處。

因爲有些時候，小女孩可能會喜歡上媽媽的男友/新丈夫，小男孩會喜歡上爸爸的女友／新太太，也可能有不受性別限制的愛慕情況。不過，以無子女的男方和單親媽媽的重組家庭來看，通常女兒會比較容易適應，而兒子則容易跟繼父爭搶家中的地位。這些都是會眞實上演的挑戰。不過，無論你面臨何種情況，帶小女孩去逛街都是不錯的做法！

也請大家記住一個重點，人類與他人建立關係的時候，會有某種互動本能。比方說，男人不像女人較容易和別人的孩子建立情感連結。女人比較容易將其他女人的孩子視如己出。這是因爲以人類物種而言，女人的天性和本能就是滋養家人的照顧者。我們都應謹記，不管我們演化到多文明的程度，我們仍保有動物本能的一面。

❸此脫口秀由美國前任政治人物傑瑞．史賓格主持，節目內容經常涉及家庭矛盾、各種人際背叛與衝突等極具爭議的話題，有點類似台灣曾播出的《分手擂台》。

我們可以觀察到，當男人遇到帶著小寶寶的女人，小寶寶會本能地散發不同的費洛蒙，目的就是要讓男人對寶寶產生疼愛之心。

被領養的寶寶甚至會出於融入家庭的本能，而讓自己的五官逐漸趨近養父母的樣貌。我跟大家說說這方面的例子，那就是我醫師朋友的故事，他是接生我孫女的婦產科醫師。他多年的職涯裡接生過上千名寶寶，每個寶寶一出生，他都會隔著口罩親親他們的額頭。有一次他接生一名男嬰，將他帶到產婦旁邊時，沒想到這位媽媽說：「帶走他，我不想再看到他。」我朋友就打電話問他太太能不能領養這個孩子，太太同意了。隨著時間過去，這個男孩長得越來越像我的醫師朋友，而且比親生的孩子還要像他。

就是因爲這種人際互動，使得母親本能地想要照顧寶寶。我想舉另一個貼切的例子，就是我女兒們生孩子的時候。我讓她們邊工作邊帶孩子，辦公室裡的其他女夥伴也會分擔照顧寶寶的責任，進而讓這些女性之間的能量流動更柔和順暢。

我們來聊聊不同的情境。夫妻離婚時，負責撫養孩子的一方以及孩子本身，都會爲了適應生活環境的變化而轉換原本在家庭裡擔任的角色。如果孩子跟著母親，母親會因應此改變而開始賺錢養家，擔起爸爸的角色，而較年長的某個孩子則會擔起媽媽的角色。

當單親爸爸或媽媽離婚後開始找其他對象時，孩子通常會很難調適。比方說，孩子會在父母離異後，因應家裡需求而填補某方缺席的親職。所以當單親媽媽認識了新男友，兒子自然會跟男友對立，因爲男友干涉了兒子的領域。這對媽媽來說會是一大挑戰，也是繼父與年輕兒子之間會有衝突的原因。繼父通常對女兒的接納度會高於兒子，因爲男性會有競爭的傾向。

我還有發現另一種難題，就是媽媽本身拒絕和再婚伴侶共有她的孩子。很多時候，媽媽不想讓其他人瓜分掉孩子對自己的愛。如果是這種情況，當媽媽改變信念而能和孩子的繼父分享這份愛時，家庭的互動氛圍也會跟著轉變。當你與他人建立重組家庭時，該做的第一件事就是進行信念工作。

如果繼父本身也有前段關係所生下的孩子，相較於重組家庭裡的孩子，他可能會比較偏心自己的孩子，而繼母通常能夠接納所有的孩子。我認爲無法接納非親生孩子的母親，應該是缺乏其他女性有的費洛蒙受器。

無論重組家庭是什麼樣的互動氛圍，都可以運用以下的下載來改變：

- 男方可做的下載：「我可以將別人的孩子視如己出。」
- 母親可做的下載：「我知道如何與他人分享我的孩子。」
- 孩子可做的下載：「我知道如何接納此人成爲我另一個爸爸/媽媽。」

12

要修補關係，還是放下往前走？

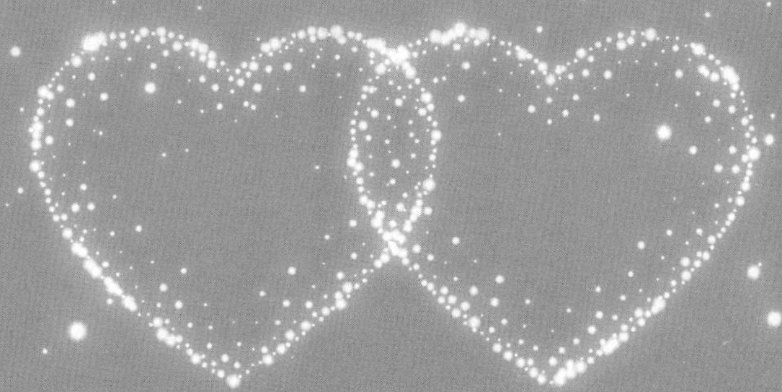

夫妻剛結婚的時候，激情與浪漫情懷自然不在話下。但隨著時間過去，兩人可能都忘了如何讓對方感到特別，尤其女人會希望男人要主動有所表示。我看過很多男人都忘了繼續製造浪漫，不過婚姻是互相的，女人常常沒有意識到男人和自己的想法不見得相同，他們需要女人來提醒自己表現浪漫的必要性。

所以，我常看到一種情況，就是女方剛結婚的時候，覺得先生就是她的靈魂伴侶，但時間久了，卻開始覺得夫妻關係裡少了什麼。她希望老公能像白馬王子一樣，讓她陶醉在飄飄然的浪漫激情氛圍！其實這段感情裡的其他面向可能都沒什麼問題，而老公或許需要花多年的時間才會演變爲她想要的樣子，但她在這個階段就想擺脫老公了。等到離婚一陣子之後，她才意識到自己無可救藥地思念前夫。

她想要的白馬王子並未出現，此時她才明白，原來前夫確實是她的靈魂伴侶。

很多人會在時機未到之前就離婚，或離開跟自己愛情長跑的另一半。他們都得等到分手或離婚時，才想起自己有多麼愛對方，可是對方很有可能已經放下往前走了。

修補一段關係是值得投入時間的。因爲長期關係、婚姻和家庭，以及兩人之間產生的感情和能量流動都很重要。

不過，你無法單方面修補感情。如果有一方想繼續走下去、另一方卻想離開，就會很難修補。

列出清單

其實，當感情已經到了需要修補的地步時，我們早已在心裡列出不滿對方的罪狀清單。

因此，我建議大家要先做一個練習，那就是寫下你喜歡與熱愛對方的所有特質。這個方式就像在提醒你，回想愛上對方的初衷，想起剛開始交往時的熱戀新鮮感。

一旦想起過去的這些正面感受後，我建議你稍微放大這些感覺，或許就能找回失去的愛意。

如果是感情經營得較辛苦的夫妻/情侶，我建議下一步要開始做信念工作。靈魂伴侶課程剛推出時，修復了許多婚姻和感情關係，因爲很多夫妻/情侶透過信念工作修復他們的感覺。

分手

不過，並非所有的靈魂伴侶關係都會修成正果。基於許多因素，有的人不再愛著另一半。有此情況時，沒有愛的那一方會想結束關係，也很難再破鏡重圓。

人生的一切都關乎選擇。如果你想結束現階段的感情關係，這是你和造物主之間要討論的事。請詢問造物主，你的感情關係是否有救（或者該不該挽回），還有應該如何修補。

請以敞開的心胸持續和對方溝通。你可能已經與契合的靈魂伴侶在一起卻不自知，原因或許在於你從來不跟對方溝通。

但是，假如你發現已經無法挽回這段關係，此時你就應該開始請求造物主，讓新的靈魂伴侶來到你身邊。

此外，決定要分手的時候，最好至少三到四週內不要和對方發生性關係，彼此才不會有那麼深的身心連結。

性愛方面的身心連結是很多人難以分手的原因之一。當我們和伴侶建立浪漫情愛的關係，靈性能量也會與對方有一定的融合程度。如前文提過，伴侶間的性關係會交換生理與靈性方面的DNA，而且會維持至少七年的時間。因此，即使與對方有難以和解的歧異，這種靈性DNA會讓很多人難以離開伴侶。我們必須拿回留在對方身上的靈魂碎片，但是我們的身體一次可接收的靈魂碎片量有限，所以這些靈魂碎片會以層層堆疊的方式回收到我們身上。

練習17

回收留在過往感情關係的靈魂碎片

這項練習能為你的靈性力量帶來不可思議的幫助。你還會懷念十年前的戀情嗎？表示你或許仍帶著對方的靈魂碎片。如果要釋放和替換掉特定對象留給你的靈魂碎片，請下指令，讓你們兩人之間交換過的所有靈魂碎片，都被第七界白光能量沖洗乾淨而回到各自身上。

如果你目前和某人交往得幸福開心，也有意穩定交往下去，那就不需要回收你們兩人之間已交換的靈魂碎片。

如果你決定回收留在前任情人或配偶身上的靈魂碎片，卻發現對方突然聯絡你、表示想再續前緣的話，請別驚訝。來上我們第一梯次靈魂伴侶課程的很多人，都與自己童年兩小無猜的對象再續前緣與結婚。

以下列出回收靈魂碎片的兩種普遍做法。一種是幫別人回收，一種是幫自己回收。

1. 請將意念集中在心輪，觀想意念通往同為一切萬有能量的大地之母。

2. 觀想這股能量從腳底往上蔓延到頂輪而形成光球，並將你的意識投射到星辰之外，直達宇宙。

3. 超越宇宙之後，再穿過一道道光層、穿過金色光層、穿過果凍物質般的法則層，最後進入散發珍珠般璀璨白光的第七界。

4. 請下指令與請求：

幫別人回收：「一切萬有的造物主，我下指令，請將（某人姓名）在累生累世、在永恆境地、在各個時間點留下的靈魂碎片，全部釋出、清洗乾淨並回到他身上。謝謝，完成了，完成

了，完成了。」

幫自己回收：「一切萬有的造物主，我下指令，請將我在累生累世、在永恆境地、在各個時間點留下的靈魂碎片，全部釋出、清洗乾淨並回到我（說出你的名字）身上。謝謝，完成了，完成了，完成了。」

5. 見證靈魂碎片都回到身上。

6. 完成之後，請想像以第七界的白光能量淨化全身，並且保持連結。

離婚

我個人非常感謝離婚制度，我才能離開明顯走不下去的婚姻關係。我在認識蓋伊之前，已經離過三次婚。

我得承認，我年輕時候的感情觀確實有點幼稚。我發現我頭兩任前夫其實跟我不合，第三任前夫非常古怪！我嫁給他們之前應該要跟他們交往久一點，這樣我很有可能就會發現彼此不合的部分。

美國有很多夫妻離婚，多數原因在於意識到自己嫁娶錯人。但有些時候，人會因為不想經歷辛苦的磨合期，就在還沒走到可和諧相處的階段就和對的人離婚。很多人都在分開以後，才發現前夫或前妻其實是自己的靈魂伴侶，因為他們婚前的起心動念是尋得靈魂伴侶，而不是經營感情關係。我多年下來的觀察，發現很多女性都有這樣的經歷。某種程度來說，離婚制度對於不合的人來說是好事，但對於太早放棄的人而言則不然。

不過，如果是覆水難收的情況，以離婚收場在所難免。假如兩人婚內有孩子，一定要爲孩子著想，盡可能讓他們順利度過這個轉變期。離婚有時會讓場面變得難看，因爲父母會在孩子面前說對方的不是，請避免這樣的情況。還有，父母分開之後，孩子有權和父母各自見面相聚。

練習18

精神離婚

此練習能釋放掉不再適合自己的情感承諾：

1. 請將意念集中在心輪，觀想意念通往同為一切萬有能量的大地之母。

2. 觀想這股能量從腳底往上蔓延到頂輪而形成光球，並將你的意識投射到星辰之外，直達宇宙。

3. 超越宇宙之後，再穿過一道道光層、穿過金色光層、穿過果凍物質般的法則層，最後進入散發珍珠般璀璨白光的第七界。

4. 請下指令與請求：

「一切萬有的造物主，我下指令，（某人姓名）和我以最高善的方式，從承諾婚姻相守的狀態解脫，我才有機會認識靈魂伴侶。在造物主的定義觀點下，我已經了解我生命中所有有緣人的定義。謝謝，完成了，完成了，完成了。」

5. 請見證此感情連結的能量送往造物主的白光。

6. 完成之後，請想像以第七界的白光能量淨化全身，並且保持連結。

也請大家明白一件事，我在本書中探討分享的內容，並非一成不變的金科玉律。大家可以改變自己的實相，所以你有可能讓現階段的另一半轉變爲靈魂伴侶。本書提供的資訊，目的並不是要指使大家和現有伴侶分開。你很有可能沒有意識到對方已經是你的靈魂伴侶！

無論你有什麼樣的處境，都可以參考我編寫的靈魂伴侶祝禱文：

一切萬有的造物主，

我期許自己盡力成長，今天，請傾聽我透過祈禱而向祢提出的請求，

θ

我祈求能找到適合我的對象，
不僅志同道合，
也能允許我自在成爲自己。

我祈求，就是這個人也是唯一的人。
能讓我的心感到幸福美好，
能與我合而爲一。

我祈求祢聽見我的祈願，我會找到適合我的對象。

我知道無論天涯海角，一定有我命中注定的對象。
我祈求早日與對方相遇，
對方也會找到我，
我們能同心經營彼此共創的生活。

我知道與另一人相處或許不容易，
我知道與另一人相處可能會面臨挑戰，
但我甘之如飴。
我祈求尋得能共度餘生的對象，
和我一起欣賞夕陽的美好，在歡聲笑語之間開心度日。

請讓我們白頭偕老，
直到離開人世的時間到來。
我祈求，我們的靈魂能一起前往更高境界。
我值得這樣的眞愛，
我請求，我的祈禱能很快應驗。

走上尋覓契合靈魂伴侶的讀者們，希望我能爲大家帶來一臂之力。祝福大家！

延/伸/閱/讀

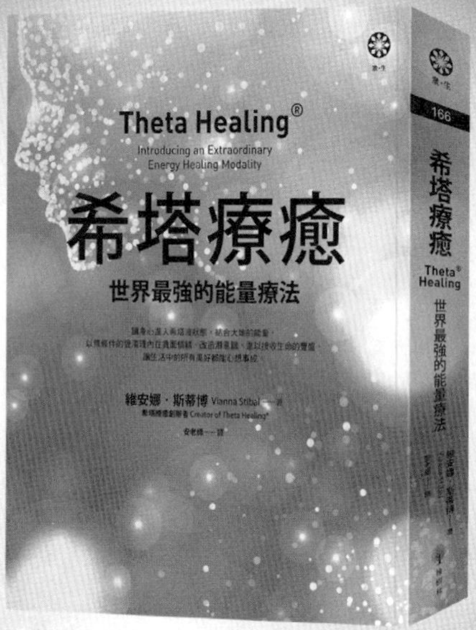

《希塔療癒》

世界最強的能量療法

讓身心進入希塔波狀態，結合大地的能量，以無條件的愛清理內在負面情緒、改造潛意識，進以接收生命的豐盛，讓生活中的所有美好都能心想事成。

定價

620 元

衆生系列　JP0232

希塔療癒：找到你的靈魂伴侶

Finding Your Soul Mate with ThetaHealing®

作者	維安娜・斯蒂博（Vianna Stibal）
譯者	安老師（陳育齡）
責任編輯	劉昱伶
封面設計	兩棵酸梅
內頁排版	歐陽碧智
業務	顏宏紋
印刷	韋懋實業有限公司

發行人	何飛鵬
事業群總經理	謝至平
總編輯	張嘉芳
出版	橡樹林文化 台北市南港區昆陽街 16 號 4 樓 電話：886-2-2500-0888 #2736　傳眞：886-2-2500-1951
發行	英屬蓋曼群島商家庭傳媒股份有限公司城邦分公司 台北市南港區昆陽街 16 號 8 樓 客服專線：02-25007718；02-25007719 24 小時傳眞專線：02-25001990；02-25001991 服務時間：週一至週五上午 09:30-12:00；下午 13:30-17:00 劃撥帳號：19863813　戶名：書虫股份有限公司 讀者服務信箱：service@readingclub.com.tw 城邦網址：http://www.cite.com.tw
香港發行所	城邦（香港）出版集團有限公司 香港九龍土瓜灣土瓜灣道 86 號順聯工業大廈 6 樓 A 室 電話：852-25086231　傳眞：852-25789337 電子信箱：hkcite@biznetvigator.com
馬新發行所	城邦（馬新）出版集團 Cité（M）Sdn. Bhd.（458372U） 41, Jalan Radin Anum, Bandar Baru Seri Petaling, 57000 Kuala Lumpur, Malaysia. 電話：+6(03)-90563833　傳眞：+6(03)-90576622 電子信箱：services@cite.my

一版一刷　2025 年 3 月
ISBN：978-626-7449-63-9（紙本書）
ISBN：978-626-7449-62-2（EPUB）
售價：500 元

城邦讀書花園
www.cite.com.tw

國家圖書館出版品預行編目（CIP）資料

希塔療癒：找到你的靈魂伴侶 / 維安娜・斯蒂博（Vianna Stibal）著；安老師（陳育齡）譯. -- 一版. -- 臺北市：橡樹林文化出版：英屬蓋曼群島商家庭傳媒股份有限公司城邦分公司發行，2025.03
面；　公分. --（衆生：JP0232）
譯自：Finding your soul mate with ThetaHealing®
ISBN 978-626-7449-63-9（平裝）

1.CST: 心靈療法　2.CST: 兩性關係

418.98　　114000208

填寫本書線上回函